幸福直通车

U0397311

从心理问题到心理优势

一个抑郁症患者的家庭治疗笔记

于洛生 著

清华大学出版社
北京

图书在版编目(CIP)数据

从心理问题到心理优势：一个抑郁症患者的家庭治疗笔记 / 于洛生 著.
— 北京：清华大学出版社，2014.7（2023.5重印）

（幸福直通车）

ISBN 978-7-302-37125-0

Ⅰ．①从… Ⅱ．①于… Ⅲ．①抑郁症—精神疗法 Ⅳ．①R749.405

中国版本图书馆 CIP 数据核字（2014）第 145997 号

责任编辑：张立红
封面设计：郝望舒
版式设计：方加青
责任校对：吴 楠
责任印制：朱雨萌

出版发行：清华大学出版社
　　网　　址：http://www.tup.com.cn，http://www.wqbook.com
　　地　　址：北京清华大学学研大厦 A 座　　　　邮　编：100084
　　社 总 机：010-83470000　　　　　　　　　邮　购：010-62786544
　　投稿与读者服务：010-62776969, c-service@tup.tsinghua.edu.cn
　　质 量 反 馈：010-62772015, zhiliang@tup.tsinghua.edu.cn
印 装 者：三河市铭诚印务有限公司
经　　销：全国新华书店
开　　本：148mm×210mm　　印　张：6.375　　字　数：147 千字
版　　次：2014 年 7 月第 1 版　　　　印　次：2023 年 5 月第 11 次印刷
定　　价：29.80 元

产品编号：060140-01

比防癌更急迫的是防抑郁

我是《从心理问题到心理优势》的责任编辑，希望这本书你们能够喜欢，并来信提出宝贵意见。

这是一个非常悲惨的故事，但是结局是好的。

《从心理问题到心理优势》的作者曾经是一个非常不幸的孩子，虽然是数学竞赛第一名的文理全优尖子生，但是，却不幸患上抑郁症。以至于对中学生影响重大的中考，必须吃下三片镇静药才能走进考场。即使这样，他中考成绩依然名列前茅，位列全市前20名，考取了当地最好的高中……但是，因为抑郁症他没能完成中学学业，更别奢谈高考……他的妈妈在他休学四年后，逼他回学校保住学籍，绝望中他跳楼自杀，受重伤全身打石膏，终于保住了命，悔恨不及的妈妈从此每天晚上都要从床上重重摔下来多次才能入睡……抑郁症给他本人和家庭带来的苦痛，让我读后手脚冰凉、唇齿生寒。

幸运的是，作者于洛生目前早已彻底摆脱了对药物的依赖，康复20多年从未复发，治疗过程非常成功。他成功康复之后，创作了很多诗歌，比如《情缘》《送别》，并被闪客朋友制作成FLASH动画，多次荣登各大动画网站的头条，观众很多，成为小有名气的诗人。

这本书两年前计划出版的时候我很犹豫，有几个抑郁症患者呢？

这和普通人没有什么关系吧？没什么人需要看这种书吧？

不到两年后的今天，书刚开始征订，周围就涌出无数人来咨询、要书，似乎一夜之间，每个人的周围都至少有一个亲友得了抑郁症，急需找到治疗方法，这让我们不再回避抑郁症。

抑郁症即将是人类健康第二杀手，而它实际上已经是威胁青少年健康的第一杀手。但是，我们对于抑郁症的警觉性却远远与它的危险性不相匹配。

我们现在对抑郁症的态度，与20年前我们对癌症的态度很相似，那时候没有人像今天这样防癌抗癌，大家都把癌症当做奇闻异事来对待，觉得与自己无关，而现在不同了，癌症几乎成了常见病的一种。

抑郁症比癌症离我们更近，它的痛苦比癌症也更甚，但是，我们对它的警惕心却远远不如癌症。这是让我非常担忧的一个问题。

我个人读完这本书有以下几点体会，在此与读者朋友们一起分享。

1. 抑郁症的心灵病毒也是有潜伏期的。引发于洛生重度抑郁的"心灵病毒"（诱因）是很多年后与姐姐进行心理治疗的时候才回忆起来的。而在遭遇病毒侵袭的当时，年少的于洛生及其家人，和我们大多数普通人一样，以为自己扛扛就过去了，以为好好学习，把学习搞好就行了，不要再想这些不愉快的事情就会好的，一定会过去的。但是不然，病毒表面上貌似没事，其实已经深深地潜伏下来了……

2. 我们遇到不愉快的事情，或者非常难受的事情，一般认为应该抑制、忍住，然后转移，想开点就没事了，或者用努力工作和学习替代。其实不然，这样很容易留下后遗症，或者让抑郁病毒潜伏下来。这本书让我明白，直面它、宣泄掉，才能彻底根治抑郁病毒，使其不再复发。

3. 不要对别人制造伤痕记忆，善待每个人，也不要在自己心中留下伤痕记忆，善待自己。

4. 不要总是问家人工作成绩如何，工资多不多，挣钱多不多，要多问他们，工作开心不开心，喜欢不喜欢？不要总是问孩子上课听讲了吗？考试得了多少分？受到老师表扬了没有？获了什么奖？和别人比如何如何？要多问他们，在学校开心吗？今天有什么不愉快的事情吗？

5. 遇到不愉快的事情要及时宣泄掉，书中的方法虽然是抑郁症治疗的成功记录，但是，也可以推广及他人，包括我自己，不要让任何不愉快的记忆深埋在你的内心。

6. 最后这点最重要，虽然现在众多名人明星自杀，周围还有许多痛苦经年无法摆脱药物的抑郁症亲友们，让我们感到抑郁症让人类那样的无奈，似乎亿万身家也不能治愈，但是，这个普通的作者，用他的经历告诉我们，尽管很难，但是，你真的可以做到……

最后，祝朋友们开心幸福每一天！

张立红

心理学实验室的小白鼠

"我是一名精神科医生，请问抑郁症焦虑症如何能治好？"QQ上一个长发女孩的头像闪动，发送来这条讯息。

"哦，难道精神科医生也会被这种病困扰吗？"我敏感地感觉到她可能是为自己问这个问题。

"我选择这个职业与我的病有关，从小我就是一个多愁善感的女孩子，我还能记得小时候每逢下雨天，我就被深深的哀愁感淹没，最初发病是从初中转学开始，换了一个新环境，人生地不熟，因为学习进度不同步，落了不少课程，我起早贪黑拼命地学，压力非常大……"

果然是这样，她娓娓道来，一段段文字出现在对话窗里。

"有一次老师让我在黑板上做题，我突然莫名其妙极度紧张，心砰砰地狂跳，没走到前面就晕倒了，那一天是我人生的转折点，从那以后紧张和不真实感就纠缠着我，一直到现在。我高考时选择了医学专业，毕业后成为一名精神科医生，希望治好自己也帮助别人，可是药物并没能解决我的苦恼，我越来越觉得我的病根是心理问题，我恨我的妈妈，她从小对我家教太严格，总是不分青红皂白地打我……"

"心病还须心药医，心理问题可以解决，心理疾病是可以好起来

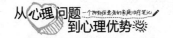

的。"我安慰道。

"我听说你患过六年重度的抑郁症，曾经非常严重，从康复到现在近二十年没有复发，请问这是真的吗？重度抑郁症复发率是很高的，不复发几乎是奇迹，有的患者我们建议终身吃药，请问你是怎样治疗的？"

"我不是什么奇迹，我只是一只心理学实验室的小白鼠，受益于心理疗法，有一些心理治疗成功的经历和经验，说来话太长，足够写一本书的了……"

翻动往事，即便经过二十年岁月的稀释，那一段被黑洞吞噬的时光，无穷无尽的痛苦和迷茫，它们依然深深地烙印在我的生命里……

有太多被心理问题或心理疾病困扰的人，抱怨自己被当作小白鼠，用于各种抗抑郁药物和心理疗法的实验，在心理论坛里经常看到这样的讨论，"我最近吃药加大了剂量，心情还是老样子，体重却又胖了，这原本苗条的小身材停药后还能恢复吗？""不要停药，一旦停药可能复发，就得终身吃药，所以不要停药。""天呀，将来咋办？"

……

作为一只成功逃出抑郁症牢笼的小白鼠，我应该把自己康复的经验告诉大家，本书中没有任何复杂的理论，就像宇宙运行建立在公理与基本定律之上，而它们的表述往往是最简洁明了的。但是在大脑思维领域还有太多未解之谜，所以我们需要引入一些假说，就像在人类没有发明显微镜，不知道细菌为何物之前，有人猜测肺痨病是由某种微小生物引起的。

在开启我们的心理治疗之前，我首先提出几个问题，希望与读者能够一起思考。

一、谁是你真正的心理医生？

二、内心的焦虑是说出来还是藏起来？

三、怎样对待那些"不快乐的回忆"？

四、心灵呼吸得了哮喘症怎么办？

五、我们应该怎样看待心理治疗？

六、什么才是最佳治疗时间？

每个人都有自己的天赋，但它可能被心理问题遮蔽，导致先天的潜力无法发挥出来。成功的心理治疗会让阳光重新洒在你的生命里，让你发现真正的自己，认识这个世界。即便看到的都是暗影，也深信有光才有影，它藏匿在那里，提供着源源不断的光。此时你便会进入极好的思维状态，你的自信力将恢复，从而实现心理问题到心理优势的转变。

我要感谢我的姐姐，她是一名普通的教师，通过自学心理学知识，担当起我的心理医生。她用自己的智慧和耐心，帮助我重新认识自己、发现自己，从而让我找到自己生命中的光源。

如何治愈心理疾病是全人类的难题，始终处在探索的路上。心理治疗有成功也会有失败，需要我们不断去尝试，不断去探索新的方法。从抑郁症中渐渐走出之后，我考取了国家心理咨询师的职业资格证书，工作之余有时也会做一些心理咨询的研究。在这本书里，我原原本本地写出了我个人的治疗过程，包括我的痛苦、思索、以及在心理咨询探索过程中的一些领悟，供各位读者参考借鉴。

目录

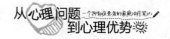

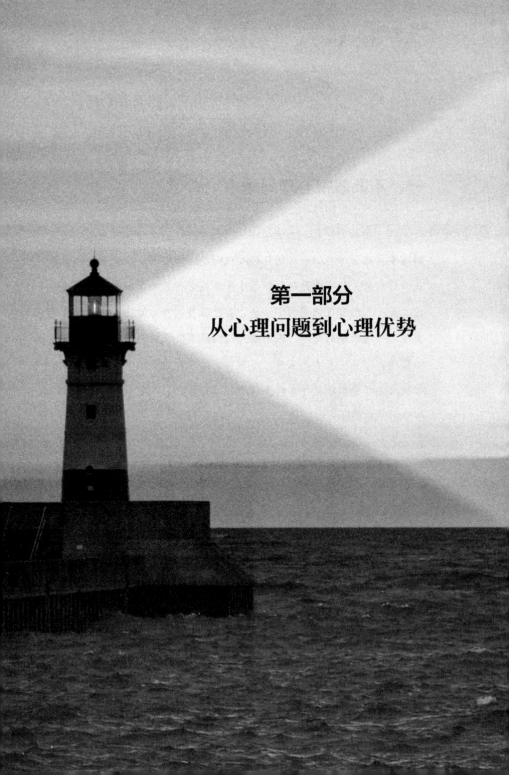

第一部分
从心理问题到心理优势

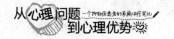

一、不要忽视心理问题

从一般心理问题、严重心理问题到心理疾病爆发，有一个从量变到质变累积的过程。让人困扰的心理问题千奇百怪，从最普通的学习或工作压力，到很常见的性烦恼（手淫或者性念头诱发）以及洁癖焦虑。每个人的心理问题都不一样，甚至怪异得难以启齿，但往往都是先经历一段长期的压抑，在某一天突然爆发，突然感到无法控制自己的思维，对环境失去真实感，不由自主紧张焦虑，从此陷入痛苦不安的境地，还会出现身体上的各种不舒服。因此，预防心理疾病最好从心理问题的萌芽开始。

如果从记忆的库房中挑选一件最令我自豪的往事，那无疑是初三参加全国数学联赛时获得了本赛区（包括周围市县）第一名。从小到大参加的数学竞赛我几乎都是第一，还记得参加学校的选拔赛，老师上课前喜滋滋地说，咱班那谁谁考了满分，后来我知道第二名的成绩才是及格。这种经历让我知道自己比大多数人多了那么一点点的天赋，也带给我自信，但我觉得患抑郁症也与此有些关系，那时仗着身体好，熬夜啃数学难题，困了就喝浓茶水提神，简直就像是在自虐，过度疲劳自己也没有在意。

另一个诱因是一个不快乐的经历，如果从大人角度来看那或许是一件无所谓的小事，但对于一个未成年的初中生来说，他的自尊心特别强，非常在意别人的看法，当时发生的那件事刺激到了我。

那是在初二的时候，我是班级的学习委员，老师交给我一项收学习资料费的任务，上午收了一大堆零钱，当时自己太单纯了，不相信这世界上有坏人，因为衣服上的口袋很浅担心会弄丢了，所以中午将钱放在书桌里没有带回家，下午上学时竟然发现钱没了！当时那对于我家也不是一笔小钱啊！突然间我被吓懵了！

我跌跌撞撞地跑去报告老师，老师不仅没有注意保护我的自尊心，也没有注意保护其他同学的自尊心，我还记得她像个侦探似的皱着眉头说，这钱一定是咱班同学偷的，我一定能查出来，现在赶紧承认还不晚，她又报警又搜查，每个同学都被她搜了身，有几个中午在教室呆过的同学成为重点怀疑对象，被她单独叫出去询问，不知道她问了什么，回来时所有人都哭得稀里哗啦，一直折腾到很晚才放学。因为我自己的疏忽，让所有同学都受到了伤害。

那个下午我因为内疚流的眼泪，比这一辈子所有的眼泪加起来还要多，事实上当我现在敲下这段回忆的文字，重新回忆那段经历时，我的手从温热变得冰凉，开始冒出冷汗。时隔二十多年，那段少年经历对于我已经毫无意义，就像上辈子的事，按理说我应该不在意了，然而记忆的威力依然那样强大，我最内疚的是有位女同学似乎也受到这件事的影响，当时她被老师单独询问后哭得很厉害，后来状态变得很不好，毕业后再没有联系，衷心希望她平安。

在那之后的半年多时间里，一上学我就不自主地想起那件事，心事重重，在学校里再也无法高兴起来，但我从来不认为自己心理会出现什么问题，当时也不知道什么是抑郁症或焦虑症，只是觉得压抑感

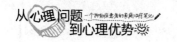

越来越沉重，甚至有时觉得喘不过气，唯一的希望是熬过去，等中考毕业离开这个环境就解脱了。

在这样的心境下参加数学竞赛，然后马上面临中考，必须考上市重点高中，将来才有机会考个好大学，拥有光明的前途。这样学习压力骤然增大，需要复习的内容很多很多，在学校里压抑和疲劳相互促进，我感到自己很累，不能放松不得休息，脑子转得停不下来，我预感到这样下去自己要出事，可是我不知道该怎么办。

心理问题就这样积累着，量变都会引起质变吗？我存着侥幸心理，但就在临近中考前的一个多月，我最担心的事情还是发生了。

那应该是在五月份，春天里暖意融融，树木葱葱，天空晴朗，我坐在教室里上课，比往常心里更乱，真是觉得受不了了，但也不能跟别人说，就在麻木忍受的时候，脑海中突然"嗡"了一下，我一瞬间意识模糊，仿佛某根神经断裂了，所有的感觉都变了！

教室里熙熙攘攘，非常不真实，同学们仿佛都在演戏一样，老师讲课的声音变得虚无缥缈，朦朦胧胧听不真切，就像耳朵里塞了一团棉花。蓦然间周围环境如此虚假，被分隔成两个世界，我自己仿佛成了局外人，始终不能融入进去。

我就像一个脱落的齿轮，跟不上别人的节奏，再不能与时间咬合。所有疲惫懈怠的感觉全都涌来，我的注意力变得涣散，再也无法集中，心变得飘飘悠悠的，烦躁得像有一把火在烧，不知道自己应该做什么，突然没了方向感和时间感，很恐怖、很迷茫。

那一天是我人生的分水岭。从那以后我变了，再也变不回原来的自己，连自己都感到陌生，就像有另外一个人强占了我的内心。我无法维持大脑的清醒，心情就像沸腾的水，翻滚着杂念的水花，无论怎样努力，也无法让它平静下来；这也让我失去了学习能力，头脑中颤抖不安，它们打断逻辑运算，干扰我的注意力，使我无法理解新的知识。

我的精神变得恍惚，经常发生错觉，有一个经历印象深刻，那次是在上课铃声响过之后，我随着人流回到教学楼，可是稀里糊涂走错了楼层，进了楼下那间教室，我坐在别人的位置上浑然不觉，看见周围投来陌生且诧异的目光，这是怎么回事？我怎么一个人也不认识呢？直到老师喊上课，我才蓦然醒悟，羞愧难当地跑了出来。

因为以前学习底子好，尽管神志不清，我的中考成绩还是不错，以全市前二十名的成绩考进一所市重点高中。这倒也符合预期，我大大地松了一口气，告诉自己一定要利用好这个暑假，让自己好好休息，好好放松享受生活，把不佳的状态扭转过来！

可是好像有什么种子已经在我心里扎根，无法去除了。那种不安、焦虑和难受，无论怎样休息都伴随着我，变得无法摆脱了！我突然特别害怕！它们影响我的思维、睡眠和食欲，让我时时刻刻都感到不适，而我的自我调节对它们却无能为力，这可怎么办？我怎样才能好起来，恢复那个原来的自我？我会不会永远被这团混乱给困住？

如果灵魂是永生不灭的，那么全球的人口比古代多了几十亿人，这多出来的灵魂是从哪里来的？所以灵魂是不存在的，人的大脑只是一部思维的机器，心理疾病就是这台思维机器的运行出现了故障。

心理疾病发病的诱因因人而异，千奇百怪，每位患者的经历都不一样。

有的患病之前遭受了精神刺激、意外打击，难以承受的疼痛或巨大的学习工作压力，也有的似乎没有合理的诱因，就连患者自己都觉得莫名其妙，只因为突然想到一个奇怪的想法，从此开始焦虑恐惧，被它困扰很多年，并且越来越严重。

导致得病的奇怪想法千差万别，怪异得让没有经历过的人不能理解，每个人忧虑的内容都不同，似乎人类词典中的每一句话，都可能成为某个强迫症或焦虑症患者的心结。

比如担忧自己长得不好看，鼻子太大，吃饭多会不会影响健康，担心洗手不干净有细菌，但更多的心结是与性有关……

多数患者最初发病的感觉都是类似的。

突然变得极度恍惚，仿佛与外界脱节，隔了一层膜，所有的感觉都变了，心里虚无缥缈很难受，头脑变得不清醒，无法集中注意力，对一切都有陌生感，甚至控制不住自己的思维，身体上也可能出现难受的感觉，有一种渗入骨髓的酸痛。

在抑郁症发病前一般都是有征兆的，常常先出现一些心理问题，比如感觉心事太多，积累起来压得让人难以承受，或者内心里有一种隐约的东西，感到无法面对更无法处理，它令人非常不安，摆脱不掉，压得让人喘不过气来。

大脑是一部思维的机器，它的承受能力是有限的，在它出现故障或崩溃之前，往往已经超负荷过载运转了，所以不要忽视它发出的警报信号。

二、与药物相伴的六年 🖊

吃药治病是常识，天经地义，在很多人的观念里，治疗心理疾病也是这样，人们往往认为西医代表着科学，如果得了严重心理疾病，人们根据常识经验，会认为吃抗抑郁或抗焦虑药物是科学的治疗方法。但即使患者按照医嘱加大剂量坚持吃药，对于心理疾病也做不到药到病除。即便长年累月地吃药，也不能帮助患者回到未得病前的最佳状态，甚至于药物对有的患者无效或不能阻止复发，总之，治疗的效果并不怎么令人满意。

你如果想了解一部机器为何会出现故障，有必要先了解它的结构与工作原理。

有一个普遍被接受的观点是：大脑内神经递质的失调影响了思维活动，是心理疾病的生理病因，5-羟色胺的极度缺乏会让人陷入深度抑郁。常用的百忧解、帕罗西汀、佐洛复等抗抑郁药，都是选择性5-羟色胺再摄取抑制剂，它们能抑制5-羟色胺在突触间隙的再摄取过程，提高5-羟色胺的浓度。

在中国，这个观点代表着科学权威，如果你怀疑它就会遭到嘲笑，就像没知识不懂科学似的。但在它的发源地西方，那里的科学家们对此看法却并不一致。

大脑内神经递质的失调是心理疾病的真正病因吗？我曾经写信给

美国密歇根大学的一位博士，她对这个问题的回复如下：

To be honest, no one knows up to date what is the real cause of depression. the theory of neurotransmitter (i.e. NE or serotonin) is just a theory. I do not think the ultimate answer lies in western medicine, although it might present in the chemical mechanism of the human brain. (老实说，到目前为止没有人知道什么是抑郁症的真正原因。神经递质的理论只是一个理论。我不认为最终的答案是西药，虽然它可能存在于人类大脑的化学机制。)

I agree with the theory of HPA axis just like I agree with the theory of neurotransmitter, It is such an unknown area that there is no set answer yet. (我同意HPA轴的理论就像我同意神经递质的理论，它是这样一个未知的领域，没有固定的答案。)

仅仅以神经递质假说来解释心理疾病病因是远远不够的。其实还有太多的奥秘等待研究者去破解，它们与心理疾病的关系比神经递质更密切，比如：大脑皮层神经元细胞是如何储存记忆的？记忆中的声音、影像、身体感觉，储存它们的物质基础是什么？思维在神经元细胞层面的工作机制是怎样的？人的自我意识又是如何产生的？

我和很多病友一样，在患病期间也谨遵医嘱，吃了多年的药，经历了很多的曲折。同行的路上有我有你，相信会引起很多共鸣。

我曾经抱着侥幸的心理，相信这只是一时的，换一个新环境就会好起来，甚至于睡一个好觉，醒来就会发现自己的状态奇迹般地好了。

但奇迹没有出现，我已经变了，变不回原先的自己，那种感受真的无法言说。

没得病前的我镇定自信，可以专心学习或做事，对未来有计划有预想，知道自己只要踏踏实实，就可以表现得不错，一切都会没问题，所以对自己很满意，总是心安理得、轻松愉快。

而得病后的我就像被一个笼子困住了。那个笼子是无形的，是看不见的，我无法和任何人说，因为没有人能理解，而这个笼子似乎还在越缩越紧，隐隐约约带来极度不舒服的身体感觉，从里到外有一种难受的酸痛，到处焦灼不安，我不得不忍受着自己的思维变得混乱，无法自控，可是毫无办法。

那个中考后的暑假本该是最轻松的，可是我却过得很累，虽然我想好好休息，让自己除了玩什么都不做，可就像背负着一块大石头，那种不舒服感我无时无刻都放不下来，当时的我还不知道抑郁症这个名词，不知道有这种病，我完全不知道自己怎么了。

一开始我想假装自己没事，不想让别人看出来我已发生变化，已经不是过去那个自己了。

就这样我去上了高一，我发现与同学的相处都让我感到焦虑，不知道该疏远还是亲近。感觉自己说话不得体，担心别人说我有病，在人群中没有了以往的镇定和自信。

学习也让我特别疲劳，我理解不了新知识，想事情和过去不一样，就像思考能力出问题了似的，变成了一个笨蛋，动脑筋的时间稍一长，我就会头痛欲裂，在课堂上我总是头痛，"头疼"成为我的口头禅，以此向老师和同学解释我的难受，掩盖我的异常状态。

之后最让我苦恼的失眠来了。从前几分钟就可以睡着的我，开始经常整夜的睡不着觉，我发现夜晚时间怎么这么短。有一次晚上十点躺下睡觉，大脑里兴奋躁动，转得停不下来，想完这件事想那件事，

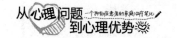
就像走马灯过电影。尽管非常疲倦，闭着眼睛就是睡不着，就这么僵持着，睁眼一看，窗外天亮了。

安眠药总是在白天发挥作用，连续失眠太难受了，我经常在老师讲课时趴在桌子上迷糊一会儿。那时的数学老师是个慈祥的老太太，说话慢声细语，她知道我初中时是全国数学联赛本地区的第一名，一开始就对我另眼相看，对我说，"你是数学竞赛的苗子，得好好学，将来还得代表学校参加高中数学竞赛呢！"，可是后来看到我这个样子，我还记得她失望地摇了摇头……

这个病拖垮了我的体质，摧毁了我的健康，如果没得这个病，我应该比现在长得高，那时正是十七八岁长身体的年纪，可是我每天难受，胃像被堵住了，什么也吃不下去，每顿饭只吃半碗或喝一碗粥，我原本良好的体质被消耗尽了，头晕眼花手脚没劲，双手变得冰凉，甚至一直凉到手腕以上，苍白而没有血色，冰冷得就像死人的手……

高一结束时，爸爸来学校办休学手续，我还记得班主任对他说："他期末考试都坚持不了，考试时我看到他在课桌上趴了半个多小时，这样下去真是不行，这个孩子一定要好好治疗，好了再来上学，千万别给耽误了……"

从小我就是家人的骄傲，爸爸妈妈望子成龙，希望我成才，遇到这样的挫折，我想那一刻父母一定是最难受的。

但我当时却有一种解脱感，学习确实坚持不下来了，在学校太难受了，回到家里自由自在，对于养病可能会有利一些。我也寄希望于治疗，觉得科学都这么发达了，治好我这种病肯定有办法，这一年的时间我应该能好起来。

从此，我离开了学校，开始了漫长的求医路。

爸爸先是领我去哈尔滨，到专业医院去看病。对这件事我的印象有些模糊了，只记得不像想象中进行得那么麻烦，排队等了半天，见到医生只简短地询问了几句就开药走人，他确实也没法给我更多时间，得这种病的人太多了。

爸爸又找朋友托关系找了一位省里的专家教授给我看病，据说这位专家是精神与心理疾病治疗领域的权威。因为有熟人在场穿针引线，见面的气氛非常融洽，印象里这位专家是个精神矍铄的小老头，一双眼睛很有神，我记不得他都问了什么问题，只记得自己当时很犹豫，不知道该表现得正常还是不正常？我既害怕他看不出来自己有毛病，不能正确诊断从而耽误了治疗，又不知我该怎么表现出自己的不正常？这病真是有苦难言啊！

就在我犹豫不决的时候，专家已经做出判断，这病应该按焦虑症治疗。

我强烈要求入院治疗，希望经过一段专业正规的治疗后，自己能尽快好起来返回学校继续学习，那位专家说没必要，因为我的程度不严重，在家吃药治疗就可以，在那种医院里各类病人都有，别跟他们学坏了。

回家之后开始安心吃药，我记得开的药是多虑平、奋乃静，读者可能会问为什么不是百忧解或赛乐特，那是在1989年的秋天，百忧解还没有研发出来。吃了两个多月的药，除了药物副作用带来的便秘，心里的难受没有根本性的减轻，我还是感到烦躁不安，爸爸妈妈着急起来，又开始到处寻医问药。

有人以尝遍天下美味为荣，那么吃遍中药精华是不是也可以拿出

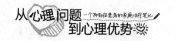
来晒一晒呢？有点名气的老中医真是遍地开花，似乎越老越权威，在他们的指点下，我开始像神农氏一样，遍尝百草奇物，试验哪套中药组合可以治好我的心理病，人参、鹿茸、黄芪、当归、龟板、朱砂……

最痛苦的那次是听信一位老中医的话，喝了他的"吐药"，他说古人认为得这种病是痰迷心窍，扰乱了心志，只要把痰吐出来病就会好，说的煞有介事。有病乱投医，看到爸爸妈妈那么着急，我同意试一下，那种"吐药"是装在瓶子里的黄色液体，喝下去后我的胃里开始翻江倒海，地上准备了几个盆子，我跪在地上，像龙王喷水一样狂吐起来，吐了喝喝了吐，妈妈忙着倒水，不知道倒了多少盆，做"龙王"的滋味太不好受了，我感觉自己吐得天昏地暗、日月无光，折腾了一上午，瘫在那里，虚弱得像要死了一样。

那时正值全国"气功热"，在打鸡血与喝红茶菌的热潮过后，全民练气功的大潮扑面而来，人们似乎突然发现了一件值得投入全部身心的事情，这是中国传统文化里最神秘的部分，不仅可以健身治病，还可以激发人体特异功能！一个个大气功师相继出山，花样翻新的神奇故事广泛流传，这怎能不让一个休学在家无所事事，一心想治好病的孩子向往呢？如果练气功不仅能治好病，还能开发出自己的特异功能，那岂不是因祸得福？

我家楼上是一位教形神桩的气功师，而楼下的邻居专门去北京学过养生功，左邻右舍也一夜之间全部变成练家子，在上下左右的气场包围下，我和妈妈不甘人后迅速成为气功迷。在几个月的时间里，我俨然变成了小气功师，晚上睡不着觉就练习意守丹田，引导真气循环，打通小周天、大周天，冬天天还没亮，就跟随楼下邻居去雪地里练动功，一圈圈地走，走几步就掐着手上经脉停顿一下……

我不停地参加各种学习班拜师学艺。爸爸从一位气功师那里得知将在长春举办全国气功师大会，听说大气功师严新也会来。他是海灯法师的徒弟，功夫那么神奇，我相信他一定能用特异功能治好我的病，让我一瞬间就好起来！我们要去争取这个机会！

爸爸领我来到长春，那是在一个宾馆，找气功师看病的人排起长队，可惜那一届大会严新没有来，我们排队排到晚上才与一位据说是峨嵋派掌门人见面，气功师穿着道袍梳着发髻，装扮得仙风道骨，简单谈话后他舞动手掌，前后左右向我发功，然后递给我一张小纸条，告诉我这是练功秘诀，每天晚上都要练习。

那是七言古诗体的口诀，之后的一年我为之琢磨伤透了脑筋，也没有搞懂那些话是什么意思，直到有一天在金庸的武侠小说里，一字不差地发现了这个练功口诀，这才恍然大悟，原来这位峨嵋派掌门人是金庸迷！他是认为我像杨过一样天赋异禀，所以把这像《九阴真经》一样宝贵的东西传授给我吗？

相信练气功或者气功师发功能治好心理疾病，就像你想学会降龙十八掌或六脉神剑，武功天下独步，梦想很美，但只在小说里才能实现。

就这样每天练着气功，吃完西药吃中药，一年时间过去了，病也未见起色，我的状态还是非常差，不能回去上学怎么办？这时爸爸正好有一个去威海疗养的机会，我便一同去了，顺便带我去外地看病。

那是1990年的夏天，我们先是坐火车到大连，记得那是一个雨雾蒙蒙的下午，我第一次到了海边看见大海，天与海无边无际，灰蒙蒙的，让我产生了错觉，那天边堆积的阴云都是高悬的海水，它们会奔来灌满这座城市。

晚上乘天鹅号轮船去威海，我还记得起航时呜呜的汽笛声，甲板下轰隆隆的水花，向下看去那深渊让人晕眩，散布在海面上的航标灯，远处华光四射的灯塔，离港时回头看大连的灯火灿烂，像是一座浮在水上的光之城市。

在威海疗养的吃住环境都很好，但什么海滨美景都提不起我的兴趣。因为神经虚弱手脚冰冷，我特别无法适应潮湿的气候，害怕被海风吹，大夏天别人都是穿短袖短裤还嫌热，可是我却感觉海边的夏天怎么会那么冷呢？我得穿长袖长裤，海风会吹得我起鸡皮疙瘩冒冷汗，皮肤总觉得粘乎乎的。对于别人来说是愉快的疗养，对于我来说每一天都是煎熬。

山东这个地方历史文化悠久，自然更不缺老中医。据说有一位老中医当年曾经给周总理看过病，这应该能算是御医了吧？我们怎能错过呢？爸爸带我坐了几小时的车，慕名前去找这位老中医求治，名中医果然不同凡响，那所医院里找他看病的患者排起长龙，轮到我之后他搭脉看舌苔，一番望闻问切后，说是肾阳虚，唰唰下笔开了药方。

抓药后爸爸的朋友说隔壁那位老中医也是很有名的，既然来了也别错过，咱们也挂个号。这位老中医望闻问切看得更认真，他说这病不是肾阳虚，应该是肝阴虚啊！所以肝火旺，按肾阳虚治疗不对，唰唰地又开了一套药方，这下好了，到底该听谁的呢？

转眼间在威海的疗养结束，爸爸便又带我去北京看病，我们住在菜市口，当时那一片都是平房，感觉寺庙怎么这么多，仿佛走几百米就有一个，在这个庙能听到那个庙的钟声。

先去的那家医院，可能还是因为医生问诊的时间很短，导致我印象很浅，已经不记得了。我爸爸同学的弟弟当时是某医院的主任，他找了一位很有名的专家给我看病，我们到了那位老医生的家里，谈有半个多小时，那位老先生长得很有型，像电影演员奇梦石，脸上的皱纹写满了沧桑，通过观察他的诊断是隐匿性抑郁症，建议我吃抗抑郁药阿米替林。

"我爱北京天安门，天安门上太阳升"，每个小孩向往北京，来北京一次怎能不旅游呢？天安门广场很大，游人如织，那天虽然是晴天，但天空不是蓝色而是灰蒙蒙的，天气闷热，到了天安门广场当然要留影，但相片里的我站也站不直，一副疲惫不堪的样子。去天坛抚摸了有名的回音壁，在故宫待了一会儿我就累得不行了，更不要说爬长城了。毫无精力的我连路都走不动。

从北京回来后，转眼到了 9 月 1 日，新学期开始了，可是经过一年时间的休学，我还是老样子，复学的梦想破灭了，只能继续推迟。那朝思暮想的学校，就像一列满载欢声笑语和奋斗理想的火车，我看着它远去，离开了视线，预感到它将在我的人生中永远消失……

必须治好病，这回把所有的希望都押在阿米替林身上了。

这位北京的老专家为我制订了病重下猛药的计划。在逐渐适应的前提下，阿米替林的服用量逐日增加，几个月后将血药浓度提高到了一个最高峰。

这个药物很神奇，在它的作用下，我先是拥有了一双"鹰眼"，瞳孔被强行放大了一圈，就像不会收缩了，看什么东西都显得特别明亮，眼神变得直勾勾的，比老鹰还勾人，我每天都躲在家里，不敢出门去恐吓别人。

其次是变成了"心跳狂人"，我的心跳在药物副作用下达到每分

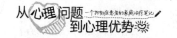

钟一百多下，这也让我心慌不止，害怕这颗脆弱的心会跳碎了。

它还麻痹了肠道，我出现了严重的便秘，上个厕所像经历了一场关系生死存亡的战争，还有一种叫"椎体外反射"的现象，让我的动作变得极不协调，姿势怪怪的，像是得了脑血栓。

我的病情像冲破堤岸的洪水，愈发泛滥了，身体里有一种极度寒冷的感觉，像是里边包着一块寒冰，特别是在洗澡的时候，寒意会更明显地浮现出来，泡在热水里还浑身打颤、起鸡皮疙瘩，这让我不敢洗澡。

我害怕吃凉的东西，就连三伏天我吃西瓜也得热着吃，吃一点凉东西就会拉肚子。怕被风吹而不敢出门，还特别害怕任何响声，开启易拉罐的声音都会吓我一大跳，让我一天惊魂不定。

我每天别说看书，就连看电视的精力都没有，看一会就心烦意乱，极度疲劳，唯一能做的就是练气功，说白了就是闭目养神，盘腿打坐意守丹田，坐累了就躺着练睡功，就是按照师傅教的姿势躺在床上，迷迷糊糊中用意念引导真气运行，在身体里转圈圈……

我越来越沉入到这个世界的谷底，外界好像变得都与我无关，我对外界也很少再有反应，我渐渐变成了一架空壳子，被抑郁症这只蜘蛛吸干了生命力，知觉也慢慢地离我而去，四肢不听使唤，像被丢在沙漠中一样遥远。

这是 1990 年的秋天。因为休学一年也没有治好病，家里人慌了神，他们真的不知道该如何是好了。特别是妈妈，科学和迷信一把抓，她不知道从哪里淘弄来一本《精神病学》教科书，把它当作权威每天捧着看，一边到处托人打听偏方秘术，寻找民间高人，也就是巫婆神汉，东北农村有跳大神的，我一开始是完全不信这套的，像我这样从小想当科学家的人怎么能信封建迷信呢？不过我的好奇心特别强烈，最主要还是治病心切，既然气功大师们被传得那么神，特异功能被捧上天，民间的巫婆神汉里会不会有特异功能的高人？

于是，我一边猛吃抗抑郁药，一边三天两头被爸爸妈妈领着找巫医看病，希望出现奇迹。

巫医是人群中极具特色的群体，我想他们就像牧师相信上帝一样，确信自己身后真的站着一位神仙，而自己是这位神仙的大弟子，他们对心理疾病的说法无非是邪灵附体鬼玩人，所以要请来自己的神仙替人驱鬼诛魔。

这些巫婆神汉看起来都特别自信，就像真有那么回事儿，有一个名词叫"走阴"，他们好像真的相信自己能去阴间行贿鬼神理顺关系，从而改变阳间的事情，以为自己是地狱神探似的。

那两个月大概见了六七个巫医，有男有女，其中两个是老太婆。

他们的办法大同小异，无怪乎烧纸画符破关，在黄纸上画下弯弯曲曲的道符，贴在门上，或者念念叨叨着烧掉，还有一次是将符烧成灰掺在水里让我喝下。

或许是坚持大剂量吃阿米替林的作用，也可能是因为心理暗示，大概在十一月份的一天，我突然间感觉自己病好了，盼望中的奇迹突然到来了！

那天早晨我在迷迷糊糊中做了一个怪梦：有一个人骑在我的脖子上，我们走到一座山下，遇到一个看山的老头，他将我脖子上的那个人一把拽下，我立刻感到轻松了很多，顺着山路向上，我很快进入了一座大殿，殿里有很多的神仙，热闹非凡，就像在举办一场盛典。我看到了观音菩萨，她坐在莲花座上，和庙里的形象差不多，大殿的顶上有三道光，就像火箭在黑暗星空上留下长长的尾气，不知道为什么我觉得他们是如来佛，好像乘飞船在宇宙中遨游，有一个意念在我心里出现：你很快会好起来。

不过这只是让人高兴一小会儿的梦而已。那个白天我和往常一样，在极度郁闷中度过，在傍晚闭目养神的时候，我突然感到自己不那么难受了，就像一个一直以来都窒息得透不过气的人，突然发现自己可以顺畅呼吸了！在几年里我第一次感到什么是舒服，这个好转是从一个瞬间开始的。

我感到有一股暖流，从后脑勺出发，向下流过脊柱，一直到尾骨，然后蔓延到全身的各处神经，随着这股热流，我全身的知觉似乎都恢复了，身体在变回为自己的。我的心里面从没有这么安静，似乎那种闹心的感觉已经远离我而去。

"我感觉我的病要好了！"我告诉妈妈。

在接下来的几天里，我精神振奋，拼命地呼吸着自由的空气，就像一个囚徒从地牢里逃出来，那种状态真奇妙，有一次我自己回忆起在初中丢钱的那个经历，大量的不安情绪像电流一样从后脑海到脊柱释放出来，全身像过电一样，然后变得很舒服，当时我意识到一点，我得病的根源就藏在记忆里，如果我能持续释放记忆中的不安，我就可以一直维持这种缓解，但我不知道如何才能做到。

然而，病愈的欣喜只维持了半个多月，就被拉回到残酷的现实，我发现自己的精力还是特别差，不能看书和学习，脑子很不好使。有一次邻居家小孩问我一道小学数学应用题，竟然把我给难住了，越想越糊涂，这怎么可能是我，当年那个全市数学竞赛的第一名？

神经虚弱可能没有别的办法，只能靠休养恢复，我的状态又开始渐渐下滑，时常感到烦闷无聊。我一边告诉自己确实好了，一边又悄悄怀疑，自己真的好了吗？为啥总觉得自己还有什么没彻底解决的问题呢？有一个阴影我摆脱不掉也描述不出来。

时间在犹豫中度过。我记得那是一个上午，我突然又变得特别难受，抑郁症的感觉一瞬间又回来了，那种窒息感又变得那样强烈，我感觉后脑勺和脖子像木头一样硬，血流像被堵住了，我就像一条被扔在沙滩上将要渴死的鱼，无比地焦虑、焦急，大量地吃镇静药佳乐定，也无法镇住那种闹心的感觉，无法让自己舒服一点……

我忘记了这次发作是怎样缓解的，但从那以后，这种惊恐发作隔三差五就会来一下，提醒我抑郁症并没有远去，在希望与失望的交替中，在犯病与缓解的轮换中，我还是那样的茫然无措。

又过去一年，因为病情毕竟好了不少，我必须回去上学了。重新背起书包回到学校，我已不再是离开它时那个单纯的少年，我当年的同学有的都已经考上大学，奔赴美好的前程，而我在这两年的时间里都收获了什么？对比一下，感到特别失落……

然而更大的危机还在学校里等着我。

这里的一位老师长得很像我以前的老师，（其实不是很像，而是我过于联想），这让我在上课的时候，经常被带进回忆，恍惚间又回到过去似的，那些充满烦躁、难受、极度憋闷的经历，全都浮现出来，像锋利的碎片一样切割我。我还记得在课堂上别的同学都在专心听讲，我却因为这些记忆而走神的情境，我无法面对它们，也不知道如何处理。

它们在我心里沉淀，成为一种无法消化的痛苦，越积累越多，引发我对犯病的担心，在课堂上我会胡思乱想控制不住，心理负担越来越大，我开始莫名其妙害怕那位老师，害怕上她的课。

上课前她进教室的那一刻，是我最害怕的时候。我每天都在劝自己，为什么要那么害怕呢？根本没有必要那么害怕，真的没有什么可怕的。对于这个心结我无数次地试图去解开，然而它却越缠越紧，上她的课我还是会胡思乱想，各种恐惧的想法让我害怕！

我想过和这位老师好好谈一谈，告诉她我害怕她，别的时候不怕，只有上课时害怕，我觉得只要我坦诚地说出来，或许就不会害怕了，但我猜她一定会用无辜的眼神看着我说："你为什么要害怕我啊？"

我是一个怪物，我怎么知道自己为啥这么害怕！一节课四十五分钟对于我成了地狱一样的折磨，我甚至于觉得课堂是一个深埋于地下的冰窖，让我的内心瑟瑟发抖充满了恐惧，还不能表现出来，因为周围没有任何同学害怕，我得假装成和他们一样。

害怕需要一个理由吗？当我发现根本不需要时，恐惧就开始蔓延了，我开始害怕另一位老师，也害怕上她的课，其实这位老师脾气特别好，是一位老太太，对人不可能有一点危险，我之所以害怕她，是因为她让我想起以前另一位老师，而她们只不过气质和年龄有点相像而已！

我会不会害怕所有的老师？进而害怕一切人？理论上有可能，每次下课了我都会松一口气，可以放松一会了，可是马上又开始新一轮的担心，我开始担心明天还要上这位老师的课，我白天晚上都担心着，晚上越担心越睡不着，越睡不着越担心，我在极度紧张极度疲惫中即便闭一会儿眼睛，心也是飘着……

就这样一天又一天，恐惧像螺栓越拧越紧，我开始大量吃镇静药，可是什么作用都不起似的，学校就像是我的刑场，我就像一个每天被反复绞死很多遍的人。

我拼命控制自己，给自己一些正能量，在课堂上惊恐发作的时候，我就在心里默念"阿弥陀佛佛祖保佑"，给自己一点安全感，转移注意力。我把注意力放在身体内部，用意念来意守丹田，可是总会想到最糟糕的情况，我开始担心真气在身体里乱窜，我控制不住意念导致走火入魔。我越控制越害怕，越害怕越控制不住，我甚至害怕因为极度紧张而大小便失禁，那些女同学会怎么看我？我的脑子全都乱了，被这些害怕想法给吓傻了。

在学校里渐渐有了关于我的流言蜚语，任何人都会看出我的不正常，我还记得那个记忆片段。有一天下午自习的时候，同桌和我说话，我可能回答得前言不搭后语，一副脑神经错乱的白痴样子，这时另一位原本很要好的同学凑过头说："你现在无论和他说什么他也听不明白。"那一脸表情不知道是鄙夷还是同情，好像还有一点幸灾乐祸，同桌说道："是吗？我就是想试试！"然后哈哈笑起来，我知道他们说这话没有恶意，但当着那么多同学的面戳穿我，让我恼羞成怒。

我当时最担心的不止有恐惧本身，还有自己的身体能否承受，每天都是这样极度的紧张，我的心脏能不能受得了？会不会突然间挂掉？这样头痛欲裂，牙关紧咬，一紧张起来胃肠像不会消化了似的，我要忍受着胃疼和肚子胀，总是佝偻着身体，肚子涨得像石头，肠子像被绞紧了一样，手脚冰凉，冒出的冷汗都是黏稠的，这样的我还能支撑多久？

从我家走不远就是市郊，那里有一处采石场留下的悬崖，非常高，每到周末我就会一个人去那里徘徊，想象着自己从那儿跳下去，摔得粉身碎骨，只有这样我内心才有安宁的片刻，我知道死亡可以结束这一切痛苦，所以我是有终极办法的。命运的选择权还在我自己手里，我能自主决定是否结束它，每次从悬崖回来，经过一番生死的思考后，我反而有了一点活下去的勇气。

我想我不会自杀的，因为对于人生我从小就有太多的渴望，那些理想还都没有实现，活着说不定还有奇迹可能发生，如果死了就彻底没有任何机会了，但一件事情如果你深思熟虑了很久，在某一时刻就可能不假思索下意识地采取行动。

我知道自己的心病已经积重难返，就像绝症一样。对于学校的恐惧成了条件反射，每天看见学校的那一刻，我就感到自己头晕眼花走不动路，勉强支撑自己才没有晕倒在地，拖着沉重的双腿把自己送进去，就像一只等待被屠宰的猪，没有人能听到我内心撕心裂肺的嗷嗷嚎叫。

那一天早晨，因为连续几夜未睡，又要忍受上学的紧张，我感到自己实在是撑不下去了。我央求妈妈："我太难受了，今天不想去了，再请个假行不行？"

"不行！你昨天已经请假休息一天了！"

"我真的太难受了，我不想去。"

"你越来越完蛋了，怎么这点毅力都没有？你不学习将来怎么办？等我们老了谁养你？不行！你今天必须给我去上学！"妈妈越说越气，她拿起笤帚就来打我。

所有的委屈感顿时全都涌上来，我年复一年日复一日承受着自己不能承受的痛苦到底是为了什么？还不是为了不让你们失去唯一的儿子？为什么要这样逼我？不给我一点出路呢？阳台窗户是开着的，冲动之下我一脚迈上凳子就跳了下去……

从三楼跳下去能摔死人吗？我还能记得自己在空中落下，落地前试图站住，但惯性太大一下扑在地上……

火辣辣的剧痛袭来，我动弹不得，意识仿佛脱离了我，一方面我意识到妈妈在阳台上的焦急，她大声喊着，急得就要跳下来，一方面我恍惚觉得回到了童年，也是这样暖和的季节，阳光和煦地照着，我内心里是那样宁静，停留在生命里最美好的时光……

难道这就是所谓的濒死体验？

我处于半昏迷半清醒的状态，邻居们七手八脚把我抬上担架，送上救护车去医院……

接下来的记忆特别混乱，印象里非常嘈杂，医生给我处理，我记得他在我下嘴唇上缝针，感觉怕死了，现在回忆起来我的心还会打颤……

当我第二天醒来，脸上的伤口火辣辣地疼，嘴唇肿胀着，我躺在医院的病床上，右胳膊与右脚都打着厚厚的石膏，被白绷带捆绑着，感觉自己像具木乃伊。

这是在骨科的病房，右侧胳膊骨折，右侧脚踝骨折，医生说很幸运，没伤到脑袋、脊椎和内脏，不会有严重后果，住院一段时间就会养好的。

我的人生履历里就这样加进了自杀的一页？这挺让人羞愧的。

医生、护士来查房，我觉得他们看我的表情都是怪怪的，那眼光里有可怜也有戒备，仿佛我不是正常人，同病房有一位不知情的大娘问我："小伙子你是怎么受伤的呀？"妈妈抢着回答："他是擦玻璃从楼上掉下来的。"

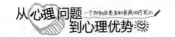

　　这一个多月的住院时光，反倒是我几年来心情最轻松的时候，每天醒来我注意到自己被箍在石膏里的胳膊和脚，心里就如释重负，我不用去上学了！区区一点身体的疼痛，与心灵焦虑的痛苦相比根本不算什么！

　　没有了担心，我也能睡着了，头脑变得比较清醒。我知道所有人都放弃了我，包括妈妈，她再不会拿着笤帚打我逼我上学，她对我的态度是放任自流，有一天就活一天，以后自己想怎样就怎样吧。

　　我以往的优秀都已经一笔勾销。那个数学竞赛从来都是第一的人，现在已经不见了，再也没有人相信他还会有什么前途，还会有什么用处，他只是一个人人都瞧不起的废人。

　　出院之后我在家休养，因为没有了压力，可以完全支配自己的时间，我决心做些自己感兴趣的事，把一直想要做却没来得及做的事抓紧完成，让这余生过得幸福一点。

　　我迷恋上戴尔·卡耐基的书，几乎能将《人性的优点人性的弱点》倒背如流，它教会了我如何放松自己，"要像杨柳一样柔顺，而不要像橡树一样巨拔"；如何调整心态克服焦虑，"要让自己忙碌起来，不给焦虑以时间，"可我能忙什么呢？那就看小说吧！

　　在别人的故事里重新经历人生，原来看小说这么有趣！特别是世界名著，它们为我打开一扇了解世界的窗，通过阅读与这些文学大师进行心灵沟通，我感觉比跟任何人交往都更快乐更有收获。卢梭的《忏悔录》影响了我的气质，让我变得像作者那样感性，以剖白自己为荣。喜欢上雨果，法国文学的浪漫色彩渗透进我的血液，最爱麦尔维尔的《白鲸》，随着主人公环球航行捕捉鲸鱼，泛着月光的水面上神秘动物的喷水、被腐臭鲸鱼气息笼罩的"玫瑰蕊"号、旖旎的海洋风光和有趣的水手生活，我完全沉醉其中了，发现世界原来可以这样浪漫美好！

我把拼命让自己忙起来当作一种自我治疗的方法，放下书本就听音乐听歌，小声地跟唱，不让自己有焦虑的时间，但只要停下来，只平静一小会儿，焦虑就又会袭来。我每天必须插着房门，一天三顿饭都是妈妈送进来，我一个人躲在屋里吃，我必须把自己封闭起来，否则就会非常害怕，感到不安全，甚至害怕窗户，经常要躲在床底下。

读了很多世界名著后，我的人生观发生了改变，这也让我开始重新审视自己，知耻而后勇，这个时候我竟然变得特别有志气了。

很多个夜晚，夜深人静睡不着，我心潮翻涌，躺在床上咬紧牙关，暗暗发誓我一定要有点出息，不让所有人都瞧不起我，既然上天给了我比一般人好的智力，我一定要利用它将我人生中失去的东西赢回来。我要努力奋斗！可是我的出路在哪里？一个输得一败涂地的屌丝，怎样才能扭转悲惨的命运呢？

有一位大姐在 QQ 空间给我留言：

看你的日志会给人一种误导，让人误以为只靠心理治疗而不是药物治疗就可以治好抑郁症，这是很危险的，现代医学研究证明人患抑郁症是因为大脑内缺少一种名叫 5- 羟色胺的神经递质，没有它人的精神就会变得抑郁，所以患者需要终身吃药，以补充这种神经递质。

我给她回复道：

您理解错了，我没有反对吃药治疗抑郁症，但现在医学界的主流观点是药物与心理治疗相结合，是非常重视心理疗法的，另外认为大脑内神经递质异常是心理疾病的病因。这个观点目前尚存在争议，因为科学家发现了不少反例，有的人因为基因缺陷，天生大脑内就缺乏5-羟色胺，可是他们并非生下来就是抑郁症患者，反而可以活得很健康。

神经递质对于大脑的工作极其重要，极度缺乏它们，人就会处于深度抑郁的状态，但究竟是先心理上压抑紧张焦虑，而后引起大脑内神经递质的浓度失常，还是先大脑内神经递质浓度失常，而后引起心理的压抑紧张焦虑呢？究竟哪个是因哪个是果？这个问题很重要，如果是前者，或许只要完全解除患者的紧张压抑和焦虑，没有了这种持续的潜在刺激，大脑内神经突触间5-羟色胺的浓度会自动恢复正常。

我以前就和这位大姐在QQ上交流过，知道她吃了很多年的药，形成了依赖性，离开药物她的状态就会变得一团糟，工作生活都无法正常进行，这是因为药物的治疗作用，还是因为药物的戒断反应呢？在精神类药物的说明书上经常提示药物的成瘾性，突然戒断药物的话患者会不会难受得像毒瘾发作？

其实我知道她也经常应用各种各样的自助心理疗法，前不久还在微博上推荐。心灵的感受、内在的满足、幸福和安全感，不是药物可以替代的。虽然药物有可能带来缓解，就像我曾经经历的那样，一时以为自己病好了，但将来还是可能会复发。

我希望她在坚持吃药的同时，找到一位最好的心理医生，做一次最成功的心理治疗，可以摆脱对药物的依赖，完全从心理的疾病状态中走出来。

附：《看海》（回忆去威海疗养看病的诗作）

我的心曾有过狂郁的闷

人说广阔的海能开阔人的心

踏上长长的列车

踏上长长的旅程

仿佛踏上长长的一生

我要去看诗情画意的海！

我要去看欢声笑语的海！

就这样来到了海边

就这样来到了终点

终于放眼海的平静

陌陌的铅云

灰黯的海水

低压的阴霾

又使人感到无边的压抑

海！无情的海！

为什么要用你阴冷的一面

来镇我湿寒的心？

三、我的心理治疗曙光——自由联想法 ✎

　　难道谈话就可以治好病？"话疗"是不是赵本山小品里的大忽悠？有些人对心理治疗的效果会产生怀疑，认为心理疗法对于一般心理问题或普通烦恼可能见效，而对于重度的抑郁症、焦虑症、强迫症不会见效，特别是严重的躯体症状，比如身体发沉、全身酸痛并有压迫感，心理治疗怎么可能起作用呢？

　　他们忽略了这一点，心理疾病的躯体症状不管多么明显，躯体本身并未发生实质性病变！那种躯体难受感是心因性的，它是一种来自内心深处，传导至全身的心理感觉。

　　为什么谈话就可以治好病？甚至于解除严重的躯体症状？这样的奇迹真的可能发生吗？是怎样做到的？我将把自己的亲身经历写出来，给读者一个参考。

　　人类的大脑是地球生命用几十亿年进化出的智能机器，它的功能是非常奇妙的。虽然我们每天用眼睛看，用耳朵听，用嘴说，用脑子思考和解决问题，似乎对它驾轻就熟，但你并不能说你对自己的大脑就完全了解了。

　　你有没有发现你的记忆对于思维有多么重要？我们每天的学习、思考和判断，都需要频繁调用记忆资料，在此基础上进行逻辑运算，即便是多么重大的创新，不管怎样天马行空，也往往都是以往经验的重新组合。

如果在一个人的记忆中包含大量的痛苦情绪或强烈的疼痛感，那么对他的思维状态会有怎样的影响？是否有什么办法可以释放记忆中的痛苦情绪，减弱和解除疼痛感，让内心变得轻松，让精神心理状态好转呢？

答案是肯定的，百闻不如一见，下面就来看看我是怎样发现了心理治疗的曙光吧。

那一段时间放弃了上学，放弃了治疗，放弃了未来，但从妈妈沉沉的叹息声里，我知道自己是她最大的心病。她只求我能活着，不敢给我任何压力，让我自由自在，但每天凭空产生的烦恼焦虑躲也躲不开，卡耐基那一套放松哲学越来越失效，心里像有一个肿瘤越长越大，我被它压迫，感到自己的空间越来越小，生活越来越黯淡，空气越来越窒息。

在病情最严重的时候我想到过心理治疗，但那是在 20 世纪 90 年代，我又生活在东北的一个小城市，心理治疗作为西方的舶来品，我们只听说过没见过，上哪里去找心理医生呢？

一位好心的医生朋友给妈妈推荐了心理治疗方面的书，他说你们好好读一读，如果心理疗法应用成功，就能治好你家孩子的病。

那时把读书当作行为治疗的我，很快将这些心理著作读完了。我知道为什么每天必须把自己锁在屋里，却还是感觉不安全。因为过去那些极度焦虑难受的经历，让我的记忆里堆满了恐惧，充满了痛苦情绪和疼痛感，我已是惊弓之鸟，焦虑都已成为习惯，即便没有风吹草动，也会自寻烦恼自找担心。心理疗法通过宣泄记忆中的不安从而缓解焦虑，这非常适合我的情况，可是需要一个引导者，有谁能应用它帮助我呢？

我的姐姐当时是本地一所大学的计算机老师，那时是 1993 年，WIN98 视窗系统还未发明出来，计算机都采用 DOS 系统，得用 BASIC 语言操作。她看了这些心理著作之后，就像发现了宝贝，我记得她和我说，"这套心理疗法道理其实很简单，和计算机原理有些相似，人的大脑就像一部计算机，出现心理障碍就像计算机中了病毒，咱们要有信心，我可以通过这个疗法帮你好起来！"

从语气里我感受到了姐姐的决心。因为我长期得病，怎么治疗都不见好，成天把自己锁在屋子里，妈妈忧心得也要得抑郁症，这样的日子什么时候是个头？一点希望都看不到，她经常失眠，经常和爸爸哭闹，爸爸虽然一贯坚强和乐观，但那也只是表面上强撑着。作为家里的精神支柱他绝对不能倒，我能感觉到那几年他苍老得非常快，家里的气氛越来越压抑，每天都阴云密布，而姐姐看到这套心理疗法就像抓住救命稻草似的，她决心在我身上应用成功，力挽狂澜，将全家从崩溃的边缘拉回来。

但她不是心理医生，毫无心理治疗的经验，仅凭借一些资料就可以学会方法治好我的抑郁症吗？作为一个计算机老师，她精通电脑程序，可人脑与电脑又有多少相通之处？我非常怀疑，只能死马当作活马医，即便治不好也治不坏，先努力好好尝试一下。

"姐，我觉得复学那段记忆肯定有问题，那段经历太难熬了，那些记忆肯定有大问题，我自己都无法回忆起它们，就像失忆或者没发生过一样。那里应该潜藏奇特的秘密，我希望你能帮我重新发现并捋顺那些记忆。"

我记得姐姐和我的第一次心理治疗始于 1993 年 7 月的一个下午，我躺在床上，闭上眼睛，姐姐首先让我回忆初二的时候，在学校丢失学习资料费的经历。通过询问那个环境里的所有状况，她引导我回到丢钱的那一刻，当时发生的一切都逐渐浮现在记忆里，越来越清晰：发现丢钱后的惊慌失措，方寸大乱，那种强烈的冲击感，然后抱着一丝侥幸，钱会不会在老师那里？能不能找到？结果希望破灭，同学们的怀疑眼神，老师挨个搜身单独问询，我的尴尬、羞耻和内疚，恨不得找个地方钻进去，就像梦游一样，真希望这一切只是梦……

当记忆被完全唤醒，所有的感觉又都回来了！一切就像才发生过一样！那种刺激感还是那样的强烈！我全身哆嗦，手心冒汗，闭着眼睛，感觉自己又回到六年前那个黑色的下午……

姐姐几次让我重新经历那个记忆，把其中所有的感觉都描述出来，我在激动的情绪中反复地诉说着，就这样进行了一个多小时。结束后我感觉倾吐了很多压抑，心里貌似轻松了不少，第一次心理治疗就很有感觉，我感觉到这个疗法有门！说不定会给我的抑郁症治疗带来希望！

这次体验让我对回忆有了重新的认识，通过恰当的方法，就像乘上时光机，记忆真的可以把人送回到过去。而这第一次心理治疗让我如此有感觉，可能正是因为我的生命里存在一个创伤性记忆，里边还有一些心结没有打开，所以针对这部分经历就显得有的放矢。

记忆真的是很奇妙的，它就像摄像机一样，可以记录你过去生活的所有经历，而且不仅仅是色彩影像和声音话语，还包含情绪的心理知觉，以及气味、温度等所有的身体知觉，大脑所能记载的资料，远比 3D 电影还要丰富，并且更加生动。

这套心理疗法源于精神分析的宣泄疗法（自由联想法），精神分析的创始人弗洛伊德很早就应用它治疗患者，又被后来的心理学研究者进一步发展和丰富。

某些记忆具有强烈的刺激性，如果通过正确的心理治疗，一遍遍重新经历它，将其中所有的不安描述出来，一般来说将有助于减弱记忆中的不安和刺激性。有些人或许从未有什么刺激性的经历，只是因为一个偶然的想法，莫名其妙地就开始烦恼，被心理问题困扰住。这可能由于他在过去的记忆中积累了大量的痛苦情绪，心理治疗有助于将痛苦不安宣泄出来，让其心情变得轻松，精神感到愉快。

心理治疗就像是心理按摩，对于被按摩者来说，如果找对了压痛点，手法轻重恰当的话，按摩是一个愉快舒服的过程。不过对于旁观者来说，这个过程却是很枯燥的，试想你对观察反复推拿的耐心能维持多久呢？而心理治疗很多时候和按摩一样单调，它的用处只有当事人才可以体会，为了给更多朋友以参考，我尽量去回忆这一过程，将经历具体而详细地写出来。

首先要约定一个开始与结束用语，我姐姐在开始时是这样做的，"小五（我的小名），现在闭上眼睛，我们开始进入回忆，如果害怕什么担心什么，就马上说出来，如果有什么你不愿意回忆可以随时退出来……"在结束时这样说，"现在咱们结束回忆，从过去的记忆回到现实生活中来，今天白天你都做了什么？午饭吃的什么？（确认回到现实之后）我数7个数，1、2、3、4、5、6、7、咱们一起拍下巴掌，睁开眼睛你将变得振作起来！"

而这个心理治疗的过程，首先要引导患者进入深度回忆状态，应该闭着眼睛而不是睁眼睛进行，这样有助于集中注意力，将自己送回到过去的记忆里。一般来说每次都应先选择一个愉快的经历，通过询问当时的情况，比如时间、地点、环境，天气怎样？感觉暖和吗？和谁在一起？发生了什么？别人做了什么？说了什么？你能回忆起的所有感觉都要描述出来，充分地与记忆接触，有助于帮助患者有效地进入回忆，对记忆进次再体验。

其次回忆最开始出现不舒服，或者最开始得病的糟糕情况是怎么开始的？从何时开始的？它为什么会发生？我们在解决大多数问题的时候，不都是先会从这些着手吗？寻找所有的诱发性因素很重要，如果存在一个刺激性经历，那必须将其当作重点。

一般来说一个不安的经历通过反复回忆充分触及后，它的不安应该可以被减弱，但如果它不能被减弱，这时候就要做好引导我们的记忆在大脑里的储存是有先后顺序的，我们清楚记得哪些事情先发生，而哪些事情后发生，在同一时刻绝不会有两个记忆，所以记忆按其发生的顺序排列成一条线，就像一条时间流一样，而引导记忆移动就是往前或往后回忆，寻找其它类似的经历，通过反复充分触及，将其中的不安和不舒服宣泄释放出来。

以我自己为例，姐姐和我是这样进行的（已经过去多年了我只能大致描述）：

"小五，我们回到难受和不舒服的最早时刻，最开始得病，从一开始回忆好吗？所有的感觉都要描述出来。"

"当时好像上午九点吧？我感觉脑袋里"嗡"地一下，好像有一根弦断了。"

"那是在什么季节？在什么环境？都有什么人？他们在做什么？"

（通过描述环境、天气以及发生了什么，与记忆充分接触，有助于回到过去身临其境）

"很吵，好像是在上物理课，天气很晴朗很暖和……"

"继续……当时你有什么感觉？"

"感觉思维像失控了，一下子变得非常烦躁，像有火在烧……"

"继续，描述当时的感觉，还有什么，所有的感觉都要描述出来……"

"那时感觉心理压力特别大……"

"担心什么呢？害怕什么呢？"

"我害怕同学们的目光，感觉那个环境我已无法承受了……"

在描述大量当时的感觉后，姐姐说，"我们再重新经历这个记忆，从头开始描述，你所有能回忆起的都要描述出来。"（重新经历，以试图来减弱它）

又重新回忆一遍之后，这个难受感没有被减弱，但通过充分回忆之后，我回忆起了更多：我记得在发病之前的半年时间里，我就感到很不对劲了，经常心情压抑得受不了，情绪变得特别低落，失魂落魄似的。

"那我们往前回忆，这种压抑感有多久了？有没有比较早的相关经历？"（如果一个经历中的不舒服通过反复描述和触及不能被减弱，那么就应寻找更早的类似经历，或许释放出其中的疼痛感和痛苦情绪，可以起到宣泄缓解的作用）

"半年多吧，可能与在学校丢学习资料费有关系……"

"很好，那么我们回到那个经历，从一开始回忆好吗？所有的感觉都要描述出来。"（从一个经历跳到另一个经历上，让记忆在时间轨

迹上移动，这个经历也要从头描述，包括环境、人物、听到什么、看到什么，触及越多越容易进入记忆，身临其境）

"上午收的资料费，放在书桌里，因为衣服口袋浅害怕丢了，所以中午没有拿回家，吃完午饭回到学校发现书桌里的钱没了，我当时就有些懵了。下午第一节课记得是生物课，我不停安慰自己可能是班主任拿走了，下课后立刻去问老师，她说不知道！我告诉她钱可能丢了，她让我先回教室……"

"当时你感到很紧张吗？"

"是的，我从楼梯上走下来，感觉发生了很大的事情，心情非常复杂……"

"继续，所有的感觉都要描述出来。"

"心情很乱很乱，事情发生得太突然，一时接受不了……心悬着，不知道接下来会发生什么……"

"嗯，继续，还有什么……"

我开始沉默不语，但我的情绪明显激动起来，手脚不受控制地乱动，我进入了深度回忆，重新经历得知丢钱那个瞬间的不安。

"很好，继续……"

虽然我沉默着，但姐姐持续性地提示着，让我与那些不安记忆充分接触。

虽然这个经历在一般人看来不是什么大事，但是对于一个十几岁的学生，真不是小事。当时家里并不富裕，五十多个学生的资料费也不是小数目了，如果我跟妈妈说让家里赔这个钱，她会不会打我？我的自尊心，在同学中树立起的好形象，这下子该怎么办？对于一个从来没经历过什么大事的小孩来说，那一刻真是急得发疯、五内俱焚。

还有老师絮絮叨叨，又报警又找学校的教导主任，挨个学生搜身，怀疑谁谁是贼……

一直折腾到放学，她也不让学生走，我还记得天黑下来，那教室里那盏昏黄的灯。

那个记忆里有很多强烈的不安，我以前都是只能把它们埋在心里，无人可诉说，也不知道诉说出来会有什么用处，在姐姐持续性的提示下，我一遍遍去回忆，在她把所有的感觉都描述出来的要求下，我甚至于哭了出来。

"我们再回到这个经历的一开始，从头开始回忆，所有的感觉都要描述出来。"

一个记忆里的不安不可能是无限多的，果然，经过一遍遍从头开始反复回忆，那种不安逐渐减轻了，我感觉能从那个记忆里回过神来，从一个比较正常的角度来看待它，回忆时也能比较平静了。

"我们结束回忆，从过去回到现实中来……今天早饭吃的什么？上午都做了什么？"

"早饭吃的是炒土豆丝和米饭，上午听了一会儿音乐。"

"现在回到现在时刻，听我数7个数，1、2、3、4、5、6、7、然后一起拍下巴掌，你睁开眼睛，我们结束回忆，你将感到心情振奋愉快！"

四、疏散痛苦情绪的迷雾 ✎

　　从 1993 年的夏天姐姐帮助我做心理治疗，用了将近半年时间取得了明显的好转，到现在已经有二十年从未复发了，后来我考取了国家心理咨询师的职业资格证书，在职业资格培训中也学到一些方法，回忆起来当年我姐姐和我进行的治疗，虽然她没有学过心理咨询师的专业知识，但也有意无意采用了一些类似的技巧，比如归纳、复述等。

　　每一位患者都希望奇迹出现，让自己的病情快些好起来，特别是在心理治疗领域，那个心灵的伤口是看不见的，似乎是可有可无的，不像有的疾病用仪器可以诊断。所以患者难免会对治疗产生急躁情绪，他们可能会这样想：为什么你不可以立刻帮我想通？马上治好我的病呢？

　　如果我们能搞清楚心灵创伤的物质基础是什么，那么对于心理疾病及其治疗就会有更深的理解。

　　对于人类大脑如何思维如何记忆的探索，处于当下全世界科学研究的最前沿，还有很多的谜没有破解。我个人提出一个假说性观点：心灵创伤的背后可能是大脑记忆细胞出现了某种问题。

　　大脑记忆细胞可能会出现什么问题呢？

　　不知道您是否做过脑电图？人的大脑其实就是一部复杂的电子设备，但远比电脑还要复杂，科学家发明制造出了电脑，可是迄今为止对于人脑的工作原理却还有很多关键部分没有研究清楚。您尝试着举起手，为什么您可以做出这个动作？那是因为一股电流从神经中枢发出，经过神经传导到手臂（其实是电位的传导），驱动了手臂肌肉的缘故。

我们的身体布满了神经末梢，它们是灵敏的传感器，遇到刺激就会兴奋而发出电信号，通过神经传回大脑，在那里接收、处理和储存，做出分析判断和行动，形成触觉、视觉、听觉记忆。我们知道思维和记忆是大脑神经细胞的电化学作用，记忆可能是大脑皮层接收生物电信号，将它转化为化学物质储存，而回忆是这些信息被读取重新转化为生物电信号的过程，这样神经细胞的作用类似于特殊的生物电容，那么过于强烈的疼痛、精神刺激或者难以忍受的痛苦情绪，是否会产生更强烈的电信号，导致记忆细胞储存了异常的高电位，让回忆这个读取过程发生困难，影响记忆与思维的正常功能呢？这些我将在后面继续详述。

当我们了解心灵的伤口——强烈的疼痛记忆与大量的痛苦情绪具有物质基础，它们并非一种可有可无虚无缥缈的感觉，而是一种真实客观的存在，也就会理解为什么心理治疗需要做很多的工作才可以得到缓解。

通过心理治疗宣泄和减弱大量的痛苦情绪，刚开始非常艰难，我继续写出我当年的经历，让读者了解这个过程具体是怎样的。

每次进行心理宣泄治疗前，都应先回忆一个愉快的经历，时间分配大概是几分钟，之后才是一个疼痛的经历。

在接下来的一个多月里，姐姐和我两三天就进行一次，她引导我回忆人生的各个时期，积累了很多深度回忆的体验。我有时非常有状态，进入回忆很深；也有时心不在焉，集中不了注意力，效率很差，但不管效果如何都坚持进行着。

早期童年的回忆被姐姐当作一个重点，人生就像一本书，我们往前翻，停留在故事开始的地方，一些很早的童年经历被重新忆起，再次经历。

回忆一个愉快的经历，有一次我回忆起小时候去田里采倭瓜花，给我笼养的蝈蝈"青帅"吃，那时的我很小，还是姐姐带我去的。

"你看到了什么？""天气怎样？暖和吗？""和谁在一起？""花朵是什么颜色？"通过回答这些问题，调取记忆资料，我回忆起了碧澄澄的蓝天、和煦温暖的风、绿油油的田地、橙红低垂的花朵……不仅身临其境，甚至回到了当时的心情，在多年后饱受挫折打击忧心忡忡的我看来，童年的无忧无虑真是太美好了！

接下来回忆一个疼痛的经历。有一次我回忆起某次重感冒，那时在上小学，冬天的下午，天气寒冷阴沉，向老师请了假，爸爸带我去医院打针，当时青霉素钠针剂都用完了，只剩下青霉素钾，而青霉素钾肌肉针打在屁股上很疼！

姐姐为我进行着提示："房间里人多吗？""他们在说什么？""他们在做什么……"

在反复与记忆充分触及下，我进入了很深的回忆状态，甚至回忆起那种发烧的滋味！我感觉到针头进入皮肤，有一丝凉凉的感觉，药物注射的疼痛彻神经，我的一条腿都疼得木了。

姐姐看到我蹙着眉头，沉浸在疼痛的体验中，她继续提示："继续，所有的感觉都要描述出来……"

我停留在那个印象中，在深度回忆中，它变得特别真实，就像才发生过一样。

通过一段时间的反复重述，记忆的触及就像按摩，这个疼痛的回忆不再是那么顽固和强烈了，那种疼痛感就像是被稀释了，悄然减弱。尽管如此，在结束这段回忆后，我的心里仍残留着它的印象，大腿上还有打针的疼痛感，动都不敢动。

如果只是我自己一个人去回忆类似的疼痛经历，或许回忆不出什么，也不会有什么比较深的体验。疼痛的记忆是很特殊的，当我们回忆的触角一触及它们，因为人所共有的怕疼的天性，注意力便无法集中在它上面，很容易被分散。而在姐姐的帮助下，我可以全面地去回忆它，可以比较专注地停留在疼痛记忆中，通过反复触及而减弱它。

这也让我对身体的感觉有了新的体验，比如大腿因为打针而疼得不敢动，并不是因为此刻发生了什么问题，而是来自于一个以前的疼痛印象，不管它过去了多么久，当它被重新激发出来，都还是那么强烈、那么真实，从这点来看大脑储存记忆的能力真是奇妙！

姐姐和我进行心理治疗的时候，总是试图让我回忆出现难受和不舒服的最早期，那次丢钱的刺激似乎是得病的起因，我们已经回忆过了，对于我内心里堆积如山的压抑感，回忆它能起到些宣泄作用，但相对来说显得很有限。

姐姐要求我回忆童年甚至比童年更早的时期，是否有什么类似的经历？童年的经历都是很快乐的啊！似乎并没有什么阴影，我也真的找不出来什么。

不过我发现我有时往前回忆特别困难，因为注意力总是不由自主地回到复学的那段时间，它就像一块磁石将我的注意力都吸引住了。

"姐姐，咱们回忆 1992 年回去上学那段经历吧，那个记忆明显不正常，我觉得那个经历就是我害怕的根源，那种紧张日积月累，导致我的病变得特别严重，那段记忆一定有什么问题，就像失忆了一样。我很矛盾，一方面知道它是极度痛苦的，一方面又觉得它似乎没有什么痛苦，这个感觉很奇怪。"

"好的，我们回到那段记忆的开始，从头开始回忆好吗？所有的感觉都要描述出来。"姐姐很尊重我的选择。

从那年九月回去上学，离开学校休学两年后，如今又回到这个环境，感觉既熟悉又生疏，很多过去的记忆都不时蹦出来，刺痛我一下，我感到自己内心里的不安在积累。

我能记得第一次对老师的恐惧，其实与我想逃离那个环境有关，那个环境让我回忆起过去很多不安的时刻，就像一个个伤疤被揭起，又开始血淋淋的。这个环境因为不安的记忆，而让我压抑得喘不过气，从而将这种感觉转移到老师身上，可能因为没有她的允许，我就无法离开教室，就这样我越来越压抑，越来越窒息。

我无法适应，无法改变自己，不是因为我多么顽固，而是因为一些记忆太强烈，就像一些冰冷的大石头，我怎样接纳也无法做到，对它们一时无法处理，因而越堆积越多。

我在课堂上变得越来越紧张，直到紧张过度，完全被吓懵了。我的思维都乱了，开始变得不清醒，根本无法保持理智，但还在拼命忍受着、克制着，就像一个即将爆炸的高压锅。

我逐渐沉入记忆的漩涡中……

这些记忆就像迷雾……

如果我自己一个人去回忆，思维触及它们就会立刻晕眩，我的

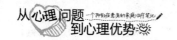

大脑立刻就会变得不清醒，充满混乱和恐惧，这是我不能承受的，必须逃避或退出，否则焦虑就会发作。可是这些回忆早已充斥了我的生活，让生活变得极度敏感和压抑，挤压我着的生存空间。现在在姐姐的帮助下，在她一遍遍坚定而平稳的提示下，就像一台水泵，不断将淹没我让我、将窒息的记忆抽走……

那些记忆全都是支离破碎的碎片，就像一次大灾难后的残垣断壁、遍地瓦砾，我以前自己无法把它们连贯回忆起来，而此刻终于可以回头去整理它们了。

"太难受了，不敢回忆……"我闭着眼睛，眉头紧蹙着，那些记忆像墙壁一样坚硬，大脑里隐约藏着无限的肿胀疼痛，逼迫着我不敢去回忆，想要退出来。

"重复说'不敢回忆'……'不敢回忆'……继续……"

尽管我已经处于半昏睡状态，紧咬着牙关不说话，姐姐仍然保持着每隔十几秒的提示频率，让我保持与记忆的接触，推动回忆运行下去。她提示的用词很简洁，不让我在回忆里分心，语气很轻，但平稳而坚定，向我传递坚持的勇气。

极度的恍惚……我像踩在棉花里，腾云驾雾一般。那些有迷团一般的记忆涌了出来，它们原本隐蔽在极度痛苦中，让我无法想起，仿佛失忆……

一些记忆的碎片在迷雾中开始浮现了……

听课时头痛得要裂开……

全身冒冷汗都是黏稠的，油尽灯枯的我还在支撑着……

胃疼肚子疼，肚子涨得像石头……

吃了五片安定，可是没起一点作用，就像没吃过一样……

每到第三节课就紧张疲惫得崩溃……

行尸走肉……

一些镜头支离破碎，像被搅碎的电影，但它们只掠过我的脑海，我沉默着说不出来，那些念头流转不受控制，倏忽来去，根本抓不住，话才到嘴边就已忘记或已变幻成了新的想法，这让我注意力涣散，看起来极度的恍惚，分不清楚哪些是现实哪些是想象，没了判断力，都黏在一起，就像垂死之人的昏迷谵妄，混乱得简直疯了一样！

这样的经历多得说不清楚，几乎整整持续了一个学期。

我陷入了白热化的谵妄中，或者沉默，或者嘟囔一两句胡话……

在我沉默的时候，姐姐并没有停顿，而是每隔十几秒轻声说一声"继续"，推动我与回忆继续接触，而当我冒出一两句胡话时，姐姐让我重复这些胡言乱语，用词极简洁："重复'蓝'……"，"重复'不一样'……"

她并没有因为我说不出一句连贯的话而失望，反而有一种找到"金矿"似的兴奋。

我处在水深火热的漩涡中……那些痛苦记忆不断出现，它们就要淹没我，可是在姐姐平静而有力的提示下，它们不断地被疏散，水落石出，更多被深深埋没的记忆开始浮现出来……

"宝石……"

"重复'宝石'……是什么呢？"

很奇怪！我为自己蹦出的这个想法感到奇怪！在课堂那样紧张有序的环境里，怎么会有宝石？还有闲心想宝石？我一点也想不起来。

我的脑海中冒出了一个想像：一颗宝石悬在身体的内部，它是那样的光芒四射，光芒映澈了我的腹脏。

"继续，重复'宝石'。"

"继续，描述感觉……"

我想起来了！记忆突然被调入！我想起来了为什么在课堂上如此恐惧的一个原因！那时在课堂上为了气聚丹田，我强迫自己想像那里有一块宝石！在课堂上为了转移对老师的恐惧，我强迫自己把注意力集中在练气功意守丹田上，以为那样会对自己有用！

随后我意识到当时自己最怕什么！我最怕小周天（气功术语）"气走岔路"，让我走火入魔！对走火入魔的恐惧是我当时最大的恐惧！也是当时最主要的想法！

所以我后来出现强迫动作，每天不停地摇手指，成为习惯扳不过来，被人讥笑说是算卦，这个习惯就是从那个时候开始的，通过摇手指给意念以引导，不要让气功意念气走偏差。

在姐姐的提示下，我一遍遍去触及这个记忆，巨大的恐惧感从内心深处浮现出来，更多的记忆也顺畅地出现了。它们不再显得那样令人难受，而是冰冰凉凉地，不断地扩散，在一遍遍地触及中焦虑有所缓解，那些恐惧感开始得到宣泄……

姐姐以非凡的耐心帮助我，一遍遍回到开始，重新经历，这样反复描述了一个多小时，有一个转变发生了，这些支离破碎的记忆，通过反复整理，变得比较连贯比较完整了，那些痛苦情绪和痛苦感受像雾一样散去了很多，不再让我恍恍惚惚，我感到有些清醒了，巨大的压力被减轻，在心理治疗的过程中，身体也有了明显反应，一种麻酥酥的放电般的感觉，从后脑勺传导至脊椎，又扩散到四肢的神经末梢，扩散到皮肤的表面，让人非常舒服，我感觉身体完全是自己的了。

那一部分因为痛苦麻木而变得仿佛失去的记忆，以这种方式被召回到我的意识中，让我感觉自己似乎变得完整了，虽然面对它们依然是痛苦的，但我知道我并不是毫无办法，通过这种心理疗法我可以重新回头去整理这些记忆，减弱其中强烈的不安。

这次对"失忆"记忆的处理，进行了有两个小时，对我来说就像是经历了一次人生的洗礼。

如果一个人有回忆障碍，他感到自己往前回忆很困难，似乎要费很大劲皱着眉头才能想起来，那么很有可能是他在近期积累了太多的痛苦情绪，生活中痛苦紧张的时刻太多了，牵绊了他的注意力，这个时候应先回忆后期，尽可能将痛苦情绪释放出来，减弱它们之后再往前期回忆才会变得顺畅。宣泄痛苦情绪的过程可能会消耗很多的治疗时间，但却是必要的。

如果一个人因为害怕而不愿意去回忆，那只是因为害怕痛苦而逃避，并不是真的不愿意去回忆它们，事实上除了彻底整理那些痛苦记忆，减弱减轻它们，他没有别的路可走。没有人可以屏蔽记忆，思维必然会调用记忆，而那些有毒的记忆将影响人的精神与心理状态。

如果患者说："我害怕回忆""我不想再回忆，我受不了了"，那么你可以轻声地重复他说过的话语，"我害怕回忆，继续……""我不想再回忆，我受不了了，继续……"，千万不要着急，也不要马上因为他的央求而终止，更不要大声呵斥他这么不勇敢，只有这样做才有利于他保持与记忆的接触，直到他的记忆中出现新的内容。其实患者内心深处是愿意回忆的，虽然疼痛，但他应该清楚这些疼痛记忆和痛苦情绪是自己焦虑发作的症结所在。

引导的话语要简洁，如果你觉得只说"继续"两个字太单调，也可以说"重复"，或者重复他才说过的话，或者就用最简单的"嗯"，表示你在倾听，推动他将回忆进行下去。有时患者会进入一种完全不说话的状态，好像被缠到一些记忆里面，他完全无法保持清醒，内心里出现大量海市蜃楼般的梦幻想法，也无法表达，但内心其实是在体会。这时，他可以沉默你不应该沉默，我的看法是应该每隔十几秒轻轻地说一声"继续"，以推动他与回忆继续接触，直到那些特殊的东西被处理，他从那种状态中走出来。

读到这里读者可能会问，不就是一个劲儿地回忆和描述感觉吗？这样做会有用吗？背后有什么科学依据？我自己一个人也经常回忆，经常这样做，把脑子都想疼了，为什么却一点作用都不起呢？

这个问题的答案潜藏在大脑思维活动的生理规律之中。

精神分析的创始人弗洛伊德发明自由联想法，发现以宣泄的方式，引导患者回忆和描述某种感觉，就可以减轻焦虑情绪，让精神心理状态得到好转，他发现这样做是有效的，但并未能提出一个令人信服的解释。

在近一百多年的时间里，自由联想法被后人继承和发展，已经有很大的改变，但似乎还是没有人提出进一步的理论，指出这种治疗背后的生理基础是什么，以致于给人一种感觉，心理与生理不搭界，是两个完全无关的领域，心理疗法见效的背后不需要生理层面上的解释。

一种有效的心理疗法怎么可能没有生理基础？它只是没有被人想到而已。

我认为自由联想法的疗效是建立在这样的生理规律之上：我们的思维活动其实是脉冲式的，特别是注意力，思维具有脉冲性，就像心跳或者呼吸具有一定的节奏，虽然你可能从未在意这个感觉，但它确实是存在的，当这个节奏很平稳，很有规律时，我们就会觉得思维的连续性很好，心理状态也会很放松、很从容。

而心理疾病就像思维心脏的心脏病、心灵呼吸的哮喘症，当焦虑出现的时候，一些不安记忆或感觉刺激大脑，导致思维活动的脉冲性出现紊乱，患者陷入混乱状态，很难进行自我调节。

这时仅靠自己是不行的，必须有一个外力的帮助，而心理治疗就像人工呼吸机或心脏起搏器，起到一个外力推动的作用。通过一遍遍触及疼痛或不安的记忆，释放痛苦情绪，减弱它们对心灵的刺激，帮助思维脉冲恢复正常的节奏，从而缓解焦虑恢复到比较好的状态，所以这样的心理治疗是很必要的。

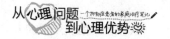
附:《火中的城市》(受心理治疗启发而写的诗作)

头上是俯垂的星空

脚下是柔和的潮声

身旁的她着一身洁白的羽衣

听我讲一段真实的历史

听我述说传纭中的往事……

公元初的亚平宁岛又荡起春风!

罗马的摇篮养育出古老的文明

罗马人对神虔诚地信仰

信仰为心灵罩下幸福的光芒……

尼禄是罗马浪漫的君王

他有写出《火之史诗》的愿望

他把罗马烧成火光冲天

以满足他偏执的疯狂……

这邪恶的火种顺着世纪漂流

也曾落在我的心上

当我心中又涌起无理的妄想

痛苦的火焰,常把我灼伤……

跃出海面苍白的月亮

望着我的心神步入迷茫

有她伴着梦中的我

静静地听海的叹息——

潮落潮涨……

五、藏匿于心灵深处的原始之梦

　　在生活中很多人都有这样的经验，烦恼憋在心里只会更郁闷，如果找个朋友倾诉一下，烦恼就会减轻很多。这个简单经验的背后是有科学原理的，心理疗法研究的正是这样一种"话疗"的技巧。

　　弗洛伊德曾在《创伤的固结——无意识》的演讲中指出，"我们感到神经症患者都执着于其过去的某一点，好像他们无法使自己摆脱它，从而疏离了过去和未来。"

　　困扰一些朋友的所谓人格解体或许正是这样的感觉，他们感到恍惚，不是活在当下，没有真实感，就像做梦一样，总是被过去所困扰，无法做出正确的判断，甚至于头脑变得很混乱。

　　他们在学习、工作或生活之中，经常发现自己无法集中注意力，总会受到一些其他记忆的影响，特别是记忆中其他人的影响，会不自觉地进入那个场景模仿别人。

　　而当努力让自己回到当下，努力让自己清醒，意识到自己的异常和失控时，头脑中自然会冒出这样的问题：我是谁？我在哪里？我在做什么？从而怀疑自己，这更加让人平添了烦恼。

　　就如弗洛伊德所说，神经症患者执着于其过去的某一点，似乎心灵的一部分被羁绊在过去，深陷于一种难熬的漩涡，而另一部分不得不留在现实，这让注意力一分为二，变得涣散无法集中。而一心二用会增加大脑思维的工作量，增加它的负担，就像电脑里多任务运行的CPU芯片，因为过载而变热，速度变慢，效率下降，本来就因休息不好而变得衰弱的神经因此更加疲劳。

在心理治疗中通过深度回忆将患者送回过去，引导患者的注意力全部投入到被羁绊的记忆，不再一心二用，取消"多任务运行"，有利于减轻大脑思维的负担，触及伤痕记忆，宣泄痛苦情绪，减轻心灵的刺激，也有助于"心灵哮喘"的暂时缓解。每隔十几秒有节奏地引导回忆的这个过程，很像做人工呼吸，对于帮助窒息的心灵恢复从容的节奏非常重要。

心灵创伤的固结点在哪里？它一定存在于过去经历中的某一时刻，是要通过引导回忆精确回到的那部分记忆，比如一次意外事件的打击，使其难以承受留下的疼痛或痛苦。

但有一些患者从小被父母保护得很好，没有任何心灵创伤的经历，却从很小的时候就开始出现焦虑，焦虑的原因也是千奇百怪、莫名其妙，说出来都让人无法相信。比如我见过一位朋友，他在七岁那年便开始发病，起因只是看了一眼夕阳，从此就开始忧愁人生。还有一位朋友从十岁开始陷入焦虑，他总是怀疑自己牙齿有个洞，为此感到难受和不安。

焦虑的同时往往伴随着极不舒服的体感，那似乎是一种全身的不舒服或酸痛感，就像一个袋子把人束缚住，隐隐约约却又真实存在，患者很难描述清楚，但能够意识到这种体感是压抑的一部分，把自己困在抑郁焦虑的状态。

光怪陆离的现象背后一定有不一般的原因，在心理治疗的过程中将会发现它！

姐姐将我的经历分成几个段落：初二时在学校丢钱的刺激性记忆；初三时最开始得病以及上高一病情开始加重；休学又复学后病情复发变得最严重的那段时期。

这些记忆里都有大量的痛苦情绪和疼痛经历，我以前无处也无人可诉说，现在都可以在心理治疗中仔细地回忆，把它们全部倾倒出来，感觉有一个释放压力的通道，每次结束后心里就会轻松不少。

但也有很多时候我很怀疑，越是仔细去回忆，我就越会发现它们似乎都不是原因，宣泄作用也是有限的，不是很彻底。在心理治疗中完全回到过去，可以将当时内心的焦虑冲突宣泄出来，但那种全身难受的身体感觉依然存在，像一个阴影笼罩着我无法去除，我不知道这种疗法最终是否能帮我好起来，现在也只能死马当作活马医，坚持进行下去，看看这条路是否能行得通。

姐姐非常有耐心，她不断地帮助我疏导记忆中的痛苦情绪，也不时引导我往早期去回忆，那些极早期记忆就像仓库里的旧东西，堆在角落里，蒙满了岁月的蛛网，已经过去了太久的时间。你以为彻底把它们遗忘了，但经过反复多次顽强地回忆，一些记忆还是会被唤醒，从脑海里跳出来证明它们的存在。

在姐姐的循循善诱下，每一次回忆童年，都会有新的内容被发掘出来，我回忆起小时候的摇篮，在炕席上爬，嗫所有能放进嘴里的东西（忆起最爱的确良布的咸味），拿别人的话本耍赖不还（虽然不识字），在深度的回忆中甚至可以回到那时的心情体验。

难道导致我得病的真正原因并不是丢钱经历的打击或者由于对环境的不适应而长期积累的紧张焦虑和痛苦情绪，而是隐藏在童年的极早期记忆中？这说起来让人无法相信，因为我从小就被父母当作宝贝照顾，被姐姐呵护，很快乐也很安全。

每次进行时，姐姐都会提示我往前回忆，"有没有比较早的类似的不舒服的感觉（或事情）？"终于有一天我回忆起一个奇特的感觉，让我自己都感到有些意外，我想起了很小时的一个印象，那真的是很早，似乎在所有的记忆之前，我能肯定它是存在过的，在小时候我肯定记得，只是长大后我几乎将它彻底遗忘了。

在那个极早的印象里，我似乎是不快乐的，那个时候似乎非常早，我还不会说话，也不会走路，这个经历早的就像一个虚幻的影子，后来我才开始逐渐懂事，开始了快乐的童年。

在姐姐的努力帮助下，我停留在这个极早的印象中。通过反复体会，有更多感觉浮现出来，我发现不快乐的原因，是因为那个印象里有一种疼痛感，那个印象里的自己似乎是全身疼痛的，这真的是很奇怪，在姐姐的提示下，我与这个印象反复接触。

我意识到这个极早期印象里的身体疼痛感，似乎与我焦虑发作时身体的难受感很类似，这个发现让人出乎意料，我不知道它意味着什么，但隐约感到它非常重要，它与我得病有关系吗？它是困住我让我得病的身体感觉吗？我们还能发现更多极早期的印象和内容吗？

该来的总会来的。就这样每两三天一次，每次一个半小时以上，连续坚持心理治疗几个月，从初夏一直进行到深秋。那是十月末的某一天，我的焦虑还是大发作了，那种难受排山倒海般袭来，非常强烈，我的脖子像被掐住了无法喘息，很长时间以来从没有病得这么严重过，世界末日般的感觉又来了。

我的牙齿在打颤，感觉浑身上下到处不舒服，一阵阵哆嗦，从里到外神经都在痉挛似的，那种难受诡异得难以描述出来，我无法控制自己的思维，感觉自己就像被捆住了塞进麻袋里，被扔进深深的水里，绝望、窒息、昏迷……

我想这是最后一次心理治疗了，如果这次不见效，不能帮我从这种犯病的状态中缓解过来，说明这种心理疗法对我的病不会有什么根本作用，远方的希望之星消隐，我又被推上命运的悬崖。

那天下午的天气也像我的心情，窗外阴云密布，黑压压的，眼看一场雨就要来临。

姐姐下午没有课，向学校请了假，急匆匆地回家为我做心理医疗。

她引导我往各个时期去回忆，在学校丢钱的刺激记忆、第一次发病、在课堂上的痛苦难熬，可是回忆这些都没有用，焦虑一点儿都没有减弱，回忆它们时我很心烦，注意力无法集中。这样很自然地引导我往最早期去回忆，很奇怪，在后期徘徊，只会让人感到绝望，而往极早期回忆，却似乎出现了一线光亮，焦虑的难受滋味不再那样顽固不可动摇。

"回忆很小很小的时候，有什么印象与这种不适有关吗？"姐姐的语气连贯而坚定，"我们尽量回溯到记忆的源头，往最初去回忆，有类似的感觉吗？"

"有没有比较早的类似的印象？比较早的类似的事情？你认为相关的都要描述出来。"

在姐姐多次反复的提示下，在我的仔细回忆中，脑海里又想起那个极早的印象，"我想起那个不快乐的印象，它比幼年记忆、倭瓜花、话本、摇篮这些都要早，似乎在生命最开始的阶段"。

"描述那个印象，不快乐，有什么内容呢？"

"描述它，继续体会，那个印象里有什么……"

我发现在回忆中贴近这个极早期的印象，要比回忆后期的所有事件，让我舒服一些，但和前次一样，它太早太模糊了，具体是什么印象，什么感觉，我无法描述出来……

它是如此蹊跷，在记忆中极度靠前，我感觉那时自己应该还不会说话，不会走路，早得就像还没有自我意识，所以几乎没有语言可以形容它，但我还是小声嘟囔着，去猜测、去体会，尽力描述它可能的内容。

"仿佛与生俱来……"

"重复'与生俱来'，继续体会……"

我依然被深深地扔在水里，但已不再是那样缺氧，而是像一支潜水艇，深深地扎在那团极早期的不快乐印象里了……

"不对劲，很难受，情绪却有某种兴奋……"

"很好，重复'不对劲'，继续体会它……"

我虽然又陷入沉默，但心却沉进去了，姐姐依然不断地提示着，给我动力，让我继续保持与这个印象的接触。

这个感觉真的是太奇怪了，也太复杂了。

我心里一边极度不舒服，一边却有一种兴奋，无法控制的兴奋感，非常的莫名其妙，就像死者脸上带着诡异的笑容，仿佛在享受着什么……

好像是怎样的感觉呢？我试图描述它，有一些灵感出现，我试探各种可能性，把所有能想到的都说出来，怎样能让自己舒服一点就怎样做，那个印象里的感觉我似乎逐渐能抓住了。

"再来一次……"我脑海中蹦出这个词。

"重复说'再来一次'，继续……"姐姐提示着。

"有一个感觉，有一个女人的声音，似乎在很高兴地说'再来一

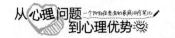

次'，感觉到的不对劲情绪与她有关系，那种兴奋感其实是她的……"

我找到了一些感觉，那种诡异似乎正是这样的……

"重复'再来一次'……"

"继续……"

那个印象似乎是非常疼痛的，通过重复这句话与它反复的接触，我开始可以意识到它，我完全进入了那个印象里，里面有一种非常强烈的身体感觉，它产生一种压迫感，浮现在我的肢体上，从后脑、颈椎到骶骨和整个脊柱，这些身体部位疼得仿佛被压碎了一样！那样的一种酸痛强烈得让我的神经受不了！

"重复说'再来一次'，继续……"

在姐姐多次且连续的提示下，我紧贴这个印象，确认它的真实存在，以及唯一对应性，而不是一时想象，通过反复回忆，它越来越清晰。

重复着"再来一次"这个词，这个极早期印象里极其难受的感觉通过多次体会，竟然被减弱和减轻了，原来它是可以被宣泄释放掉的。我逐渐接纳了它，适应了它、消化了它、就这样反复进行，那种肢体被压碎的极度不适感越来越轻微，逐渐消失了。

简直就像一个奇迹，让我焦虑发作起来就抓狂的难受，像脖子被掐住一样的濒临死亡的感觉，就这样被缓解了，为什么会是这样？这是我一开始料想不到的，难道让我得病的根源不是以往经历的刺激和疲劳，以及心理冲突长期的累积吗？

但这个事实就这样自然而然发生了，它解释了我之前的怀疑，那种隐隐约约却强烈到让神经无法承受，像一个袋子罩住我身体的感觉，才是真正将我困在病里的根本原因。它与丢钱的刺激、学习的疲劳等无关，因为那些经历中不会有身体被压碎的感觉，更不会有如此强烈的疼痛感，它与我之前回忆起的那个极早期的不快乐印象有关，早到还不会说话，甚至于还没有自我意识之前……

在反复体会这个印象的过程中，我想起了过去的很多事情，因为它得到了很好的解释，它似乎贯穿所有得病的记忆，在各个时期发挥着影响。

紧张的时候心里仿佛有个声音，有另外一个人，控制、影响甚至与自己对立，以至让我有精神分裂的怀疑，但那时只能认为，这个声音就是自己；最初得病的时候心烦意乱，学习没有耐心，晚上睡不好觉，也正是由于它的干扰；而在那些极度焦虑的时刻，精神极度恍惚，记忆也变得血肉模糊，也正是因为陷入它而强烈地爆发。

经过总共近三个小时的体验和宣泄，我的心情平静了下来，这次最严重的焦虑发作就这样被化解了，我感到从未有过的轻松。原来那种极度窒息的焦虑，将我折磨到了奄奄一息、毫无解脱的绝望，终于得到缓解！长达六年的痛苦枷锁、让我倍受煎熬的心灵之苦，它可以被彻底解除！

对比这次治疗前垂死般的焦虑紧张，这一刻我要大声笑出来！我第一次感到内心这样的宁静，此刻的我与三个小时前的那个人已截然不同！喧嚣都已落定，前尘都是在做梦！而我现在是清醒又轻松的，心中弥漫着一份天然的从容和喜悦，巨大的精神压力已经消散，缠绕我六年的噩梦，终于放开了我，真正的我回来了！

一切的一切都还有机会重新开始！

窗外一场寒雨才下过，这可能是深秋的最后一场雨，天色暗下来，有一颗明亮的星星澄澈宁静，高悬在天顶，我深信它是一盏希望之灯，将照亮我的人生，再也不会消失了。我深深陷在沉思之中，这次奇妙的缓解过程，那种压碎身体般的极度酸痛，究竟是怎么回事呢？

读者朋友读到这一部分，有的朋友可能会感到失望，对于这样的结果感到太突然且不可思议，他们以为心灵的感冒就是因为"着凉"而引起的，想知道如何通过着凉的逆作用——多喝点滚热的心灵鸡汤，以温暖的办法治好感冒，却没想到意外地发现了冷峻的感冒病毒。

也有的朋友会看到希望，因为他们非常清楚，虽然是一些心理压力诱发了心理问题，但把他们困在病中出不来的并不是简单的心理问题，更主要是一种难受的身体感觉，只有缓解它，焦虑抑郁才会缓解，这不是靠心灵鸡汤就能起作用的。

其实这种心理治疗现象并不少见，实施自由联想法，引导患者体会内心世界，发现描述一个前所未料的内容，就像打开一把锁，可以让患者将内心淤积的痛苦宣泄出来。

据说精神分析的心理疗法就是这样开始的：在 1880 年，弗洛伊德的心理医生朋友布劳伊尔接手了一位 21 岁的女病人，这位名叫安娜的年轻女子患有严重的癔症障碍：挛缩、感觉缺失、神经过敏、咳嗽、幻觉、不能进食饮水、语言障碍等。

布劳伊尔引导病人进入催眠状态，幻觉似地回忆起一个过去的情境，自由地表达她的情绪和最初压抑的心理活动，宣泄掉内心的不安，之后这种症状便会逐渐消除。

弗洛伊德将这些潜伏在意识层面之下的内容称作潜意识，对于患者来说它是未知的，是不能在清醒时自我察觉到的，通过自由联想法的心理治疗重新发现它们，从而将其召回到意识层面中来。

但是通过宣泄而释放掉的不安感觉和不良情绪，那个深藏的不适印象，就像是一个原始的梦，最初是在何时，又是如何进入安娜心灵的呢？弗洛伊德提出：童年经历对人的一生有重大影响，尤其在"无我"状态时的心理创伤，是导致各种心理障碍的祸源。

如果"无我"的状态是如此关键，那么它是在什么时候？究竟可以有多早？

弗洛伊德提出口欲期、肛欲期的概念，但不能令人信服。精神分析建立之后，这一流派的心理疗法经过一百多年的发展，被很多的后来者不断地实践和研究，方法和理论都有了很大的改进。

在西方，有人猜测"无我"状态的伤迹可以早到胎儿期、出生期，只有那时才可能留下如此强烈的体感，比如父母的性活动可能会压迫到胎儿，让胎儿全身像被压碎，再比如出生的那一刻从产道娩出也会有强烈的挤压，甚至于母亲很严重的呕吐、便秘都可能压迫到胎儿，这时周围的话语声音，都会留在这个极度不适的印象中，成为有害的潜意识，变成诱发精神与心理疾病的根源。

您或许会说，胎儿没有自我意识，那么怎么又会有感知？那么您可以问问任何一个妇产科医生，他们都会告诉您胎儿在母腹里是多么敏感的"小动物"，对外界刺激的反应是多么的丰富。

2007年5月中央电视台《走近科学》播出的《30个村娃的厄运》，就用周村里唯一的接生婆接生不当而造成产伤的事例来解释30个村娃同患癫痫的原因，癫痫是一种大脑皮层异常放电引起的疾病，而心理疾病也有大脑皮层上兴奋灶电活动的异常现象，这说明婴儿出生时的损伤可以影响大脑功能，给人留下后遗症。

有一位丹麦学者Schulsinger对母亲患有严重精神疾病的166名子女进行了前瞻性调查，发现这一组高危人群中的成员长大后是否患

有精神疾病与出生时的并发症如窒息、子痫等有关，追踪患精神疾病
者，67%在出生时有某种合并症，这一数据说明精神异常与出生伤迹
的相关性远大于遗传。

但一个人在处于母腹之中毫无自我意识的时候，即便他确实受到
了损伤，在神经中留下后遗症，周围的声音他又怎么会听见？即便听
见他又怎么可能记得呢？

首先胎儿确实可以听见，曾经有一位妈妈发现自己的宝宝听力不
正常，带去医院看病，医生发现孩子听力不好是因为妈妈望子成龙心
切，给他播放胎教音乐时声音太大造成了听力损伤。

科学研究表明胎儿在母腹里四个月的时候就有听觉反应，而我们
知道大脑神经就像一台录音机，它会接收并储存所有的神经电信号，
这是它的基本生理功能，在胎儿有自我意识之前大脑就已成型，这时
它的记录功能应该已经开始了。

虽然人们认为胎儿不可能有记忆，但是不意味着他毫无知觉，事
实上任何一个妇产科医生都可以告诉我们胎儿的知觉有多么丰富，从
唯物主义的角度来说，胎儿期与出生时疼痛的体觉，作为一种生物电
信号，在大脑这架记录仪中是留有印迹的。

我的这本回忆录写的是自己的亲身经历，从我自己的角度来说，
我不可能肯定那个奇怪的不舒服印象来自于胎儿期，因为我那时还不
能记事，但我们不妨考虑保留这个假设。

科学研究该是允许各种假设存在的，当我们假设胎儿期、出生伤
迹就是"原始之梦"的源头，对于心理疾病千奇百怪现象的解释就会
豁然开朗。

那些一心求干净，为反复洗手而苦恼的洁癖患者，认为自己的强迫思维是由于长期错误的认知以及恐惧情绪的积累，或者是天性使然，当然这是一方面因素。但真实起因或许是出生时刻护士对于卫生保持的反复提醒，比如"洗一洗"、"一定要洗干净"、"消毒"。

那些不知道自己为什么被抑郁焦虑困囵的人，现在可以去寻找那句将自己困住的魔咒，从心灵的牢房中解脱出来，困住他们的不是简单却总也想不通的心理问题，而是在其背后摆脱不掉的一种隐约的疼痛感。

通过自由联想法，很多乖僻到令人费解的心理与行为将得到合理的解释，甚至对于那些反复"二进宫"的罪犯，当通过心理治疗找到充满父母暴力语言的"原始之梦"，他将理解自己为什么总是想打人，充满破坏的欲望无法自拔，从而有希望摆脱天生的"坏"，脱离人生的"监狱"。

胎儿的神经是非常敏感的，如果胎儿期、出生期伤迹的假说确实成立，那么在母亲怀孕期间，一定要做好对胎儿的保护，尽力避免所有可能对胎儿的伤害，要杜绝性生活的压迫，在孕妇呕吐、便秘可能冲击到胎儿时要避免发出声音，在生产时，应保持环境的安静。

对于那些望子成龙的父母，有必要多了解关于心灵的知识，把它看作比早期教育更重要的事情，并进行积极主动的预防。给孩子一个健全的心智，就是给了他一笔最大的人生财富，这一财富不仅属于个人和家庭，同时也是对社会的一份贡献，社会也将变得更和谐、更幸福、更安全。

六、最后一场大雪过后就是春天

寻找最早期的不适印象甚为重要，以我自己的经验来说，90% 的难受体感来自于这个最初印象，在心理治疗中通过一次次重新体会，彻底减弱减轻它，也就解决了 90% 的病痛，至少在治疗结束后的短期内，会让我感到极大的解脱。

有一个观点认为，最早期的不适印象一旦找到，并通过心理治疗充分减弱，最终是可以被彻底清除的，那么所有后期的疼痛记忆和痛苦情绪都有希望被彻底减弱和解除。

对此我有这样的亲身体会，与"再来一次"那个意念相伴随的身体被压碎般的不舒服体感，正是在病中一直折磨我，将我困住的不可名状之物。特别是在复学之后病情最严重的时期，在课堂上极度的焦虑煎熬，整个人陷入思维混乱的状态，从身体到精神上极度的难受，也正与这个体感的大发作有着非常密切的关联。

那段时间的痛苦记忆仿佛凝结在一起，每当回忆起来就会条件反射般地刺痛我，让我害怕地必须躲开或逃避。这对于我本来是无解的，但是在心理治疗中通过减弱与"再来一次"伴随的被压碎般的体感，可以帮助我更深地进入这段痛苦记忆，将其中身体与精神极度的难受感觉释放出来，那种强烈的难受感最终可以减弱，极度混乱的记忆被重新处理，这个心理疗法有助于我摆脱那些可怕记忆的影响，我感觉自己非常幸运。

在经过这次缓解焦虑大发作的关键性治疗之后，我的情况明显改善，就像变了一个人。由于不再时刻被难受所折磨，我的心情变得轻松，也能体验到生活的快乐了，眼神不再像以往那样呆板，表情也不再那么僵硬，用我妈妈的话说，脸上有活肉了。

心理治疗仍然在坚持进行，一是为了巩固效果，毕竟以前得病时间太长，长期积累的疼痛感和痛苦情绪太多了，对我的影响深入骨髓，需要对这些记忆继续清理；二是为了治疗更彻底，必须找出所有的原始之梦，这样才能放心。

大约又过了一个多月，我清楚记得那天下了入冬以来最大的一场雪，户外一片洁白，空气寒冷清新。这时我又出现了一次明显的病情发作，我感到很焦虑、很不舒服，但与上次大发作相比难受的程度要轻微很多。

姐姐及时帮助我做了心理治疗，因为有了上次成功的经验，这次很快找对了感觉。那似乎也是一个相关的极早印象，在心理治疗的引导中，深入体会其中的感觉：浑身仿佛湿漉漉的，皮肤上有一种凉凉的感觉，特别是后背、腰部和腿部，体觉很明显，全身有一种酸痛感。虽然程度不如上一次那种压碎般的体感强烈，但情绪也相当的烦躁，并且察觉自己会无条件地陷入"懒"的状态，"懒"是个"指令"，似乎制约自己不愿动弹。

"皮肤潮湿……""感到凉""全身……""懒得、懒得……""我会陷入这种状态……"在心理治疗中，我闭着眼睛，神游在这个印象中，在姐姐的提示下，反复重述和宣泄，这个不舒服的感觉逐渐被减弱了。

在这个过程中，我也想起了过去很多难受的经历，这个"懒得"就像一句咒语，它的影响贯穿在我过去的生活中，很多时候深陷于一种无能为力之中，疲倦到连动一动手指头都觉得极其沉重。

如果出生伤迹的假设成立，那么这个"懒得"感觉会是出生伤迹吗？之后向父母求证，因为我出生是在半夜，接生的人当时说我是一头"懒牛"。

为了继续巩固效果，减弱记忆中的不安，释放痛苦情绪，姐姐又和我进行了多次心理治疗。在心理治疗以及我后来进行的自助缓解中，经常有一种现象出现：当我沉浸在那些记忆中，深入地释放其中不安的时候，我的背部脊柱经常会出现一阵阵的震颤（间隔5～10秒左右），似乎有一股电流从后脑海发出，沿着脊柱传到全身，简直像发动机一样，震得床也"咔咔"做响，脸部肌肉不自觉地跳动，从脊椎到四肢有一种麻酥酥放电的感觉，仿佛我全身的每一个毛孔都要参与到释放不安中来，这种现象总是伴随着宣泄感出现，可以长达半小时到一小时。随着治疗的结束，回到现在，这种肌肉跳动也就消失了。

特别是当意识到记忆中那些烦躁达到不能承受的时刻，其中都贯穿着原始伤迹的体感。通过重复原始伤迹的内容而找到宣泄口，感觉到它们正在宣泄解除的时候，这时记忆中的紧张感被松开，疼痛与不适感像洪水般涌来，跳动就会明显出现。

这种现象成了宣泄不安的一部分，是内心的不安能量释放在躯体上的反应，仿佛这些肌肉、皮肤的末端神经，也是释放心灵中曾经遭受的强烈刺激的一个渠道。

在心理治疗以及后来的自助调节中，对这种"心灵自放电"我乐此不疲，在持续释放记忆中的压力时，这种让人舒服的震颤经常出现。当这种天然的"电疗"结束后，我感觉自己心情舒畅，精神压力似乎比以前又少了一层，以前严重的颈椎病，都因为这种自发的"体育锻炼"而明显减轻了。

"心灵的自放电"是怎么回事呢？这种现象在心理治疗中不是偶然事件，而是较为常见的，以往的研究资料显示，人们似乎将这种经验理解为解除被闭锁在肌肉与神经中的疼痛感觉，它与"咬紧牙关"是个对立的过程。抑郁症或焦虑症是很可怕的，患者可能得病5年、10年甚至一辈子，日夜承受剧烈的折磨，当我们忍受的时候会咬紧牙关，全身肌肉都处于紧张状态，这样天长日久积累下来巨量的疼痛感，留存在神经与肌肉的感觉中，有效的治疗必然要释放这种紧张感。事实上一些抗焦虑和治疗头痛的药物就是肌肉松弛剂，通过放松肌肉达到平缓心情、消除疼痛的目的，然而强扭的瓜不甜，药物的作用感觉很生硬，又怎能比得上这种从内到外、心灵天然的自我修复？又怎能带来如此真心的愉悦感觉呢？

这种"心灵的自放电"将心理治疗变成了一种物理现象，我认为或许还有更根本的解释，我们的思维活动其实就是大脑皮层上的生物电活动与电化学作用，"心灵的自放电"是否暗示了人脑记忆的机制，潜藏着心理治疗见效的科学原理？这些我们将在后面详细讨论。

七、驶向心灵的灯塔 ✎

又过了半年时间，我愉快地度过春天、夏天，享受生命中的健康和美好。从表面看我已基本恢复，植物神经紊乱现象已消失，我的手脚不再冰冷苍白，而是变得温热，摆脱了紧张情绪的影响，血液循环都有了日新月异的改善，身体里有块寒冰的感觉也在消失，不仅精力体力变得充沛，也恢复了热爱体育运动和文学的本性。我就像杰克·伦敦小说《热爱生命》中的北极淘金者一样，搭上了逃离抑郁症这一死亡之地的救生船。

六年的抑郁症就像一场恶梦，让我荒废了人生中最宝贵的时间，当我清醒过来之后，站在这一片废墟之上，面对一无所有的现实，我该怎样重新开始生活、建设未来呢？

每个小孩子都希望自己长大，成为一个不平凡的人，我小时候也是一样，但六年的抑郁症耽误了我，让我光阴虚度，一事无成，很多以前和我学习成绩差不多的同学，都考上了理想的大学，而我就像一个刑满释放的人，走出监狱，终于沐浴到了自由的阳光，却感觉外面的世界太陌生，不知道未来的路该怎样走。

我庆幸自己能从抑郁症这种顽疾中逃出来，但面对已被它毁掉的生活，我痛定思痛，不甘心就这样失败了，在心底一遍遍对自己咬牙切齿地发誓，我一定要加倍努力，把我失去的东西都夺回来。

在人生的战场上，面对如此不利的局面，若想反败为胜、逆袭成功，良好的智力是我唯一可以依赖的武器。

大多数抑郁症患者都认为抑郁症会损害人的智力，即使病好了，也不可能恢复到得病前的智力水平和精神状态，更别提脆弱的心灵，要小心提防抑郁或焦虑的复发。

而我研究过的资料却认为，通过心理治疗清除了所有的心灵伤迹，可以最大程度恢复患者的思考能力，甚至恢复到比没得病之前更好，并且远远超过社会大众的平均智力水平。

这是因为胎儿期与出生期的伤迹是普遍存在的，虽然对于大多数心理健康的人，这种伤迹处于一种潜伏状态，但作为潜意识也会发生作用，或多或少对人的思考能力和行为产生影响。完全清理掉这种伤迹的人，心灵的能力将得到显著提升，相对于普通人会拥有明显的优势。

这个说法是对的吗？如果真的是这样，那么通过这种疗法治好病岂不是因祸得福吗？

从我自身的体验来说，多年重度的抑郁症给我的大脑带来了损伤，这种影响如此之深，就像是一个巨大的烙印，恐怕是用一生都不能磨灭的。但因为成功的心理治疗，让我发生了根本性的改变，我感到自己的心灵获得了充分的自由，比以前甚至于得病前更有活力，让我的天赋能得以充分发挥。

我的思考能力有了很好的恢复，可以说恢复得比较理想，我为此感到很幸运。这种心理疗法的治疗成功让我重新拥有了较好的思考能力，有可能比得病前更好，这对于我非常重要。

脑子变得灵活好使，这让我在解决问题时灵感充沛，恢复了那个没得病前本来的我，我对未来充满憧憬，对生活充满激情。

我先是重拾起写诗的笔，解除病痛的折磨，恢复健康真是太好了，我要珍惜这样的生活，努力地进行文学创作，决心写出好作品，不再虚度我的时间。我的诗作曾在《生活报》《每日新报》以及台湾《葡萄园诗刊》上发表，甚至发表在发行量近百万的《知音》杂志上发表，被刊登在扉页上，被闪客朋友制作成 Flash 动画，在中央电视台播映。

我小时候的理想是成为一名科学家，小学时就阅读了很多科普著作，对天文地理、宇宙演化有浓厚的兴趣，对宇宙的神秘有强烈的好奇心。恢复健康之后这些天性又都回来了，我开始写科幻小说，出版了自己的第一部长篇科幻小说《银河1：UFO与水晶头骨》，讲述人类与外星文明遭遇的故事，写小说需要非常好的脑力，我的大脑不仅可以胜任，并且认为自己还有极大的潜力可以挖掘。

我的心理素质也变得很好，以前得病时心理素质非常差，即便是学习中的小考试，头一天晚上都会焦虑得睡不着。现在心理素质有了很大的提高，很多次参加乒乓球比赛，在比赛中都能发挥得不错，享受到比赛的乐趣，有一次在市级比赛中超水平发挥，还拿到了团体冠军。

但在康复的过程中我也遇到了极大的问题，我发现重度抑郁症的后遗症特别顽固，是这种心理疗法不能彻底解决，也不能彻底治愈的，一直到现在对我都有影响，有时还会困扰我。

姐姐和我尝试的心理治疗效果非常好，但我无法摆脱对这个疗法的依赖，如果超过3天不做心理治疗，我的状态就会下滑，心情变得烦躁，莫名其妙的焦虑，对自己没了自信，做一次心理治疗，状态才会又好起来。什么时候可以摆脱心理治疗？难道我将终生依赖它吗？

　　我感觉这是因为六年病重的折磨，给我留下了太多的疼痛记忆，太多的痛苦情绪，一朝被蛇咬，十年怕井绳，我的心已经过于敏感，这些痛苦记忆每当浮现就会冲击我。即使心理治疗非常见效，但这个缓解效果却无法长期保持，几百个小时的工作量，又怎能融化掉几万小时的冰冷记忆呢？

　　这个抑郁症的后遗症就像一种损伤，非常顽固，可以通过心理治疗缓解，但或许不能彻底治愈。我不想总是占用姐姐的时间，依赖她为我做心理治疗，她的工作、生活也很忙碌，我也需要独立和自由，我该怎么办呢？

　　就在挠头思考之际，总是眷顾我的灵感，扇动透明的翅膀飞来，悄悄在我的耳边，说出了一个好主意："为什么不这样试试呢？或许可以成功呢，眼睛是心灵的窗户，你有没有想过心灵也要眨眼睛？如果这个规律成立，那么这个方法将代替人工的心理治疗，以后你可以摆脱由姐姐进行心理治疗的依赖，自己帮助自己。"

　　于是我按照灵感的指点，自己用录音机录了一盘磁带（那时 MP3 还没有被发明出来），每隔 15 秒录上"重复"二字，录满两面时间长达 90 分钟，将它想象成姐姐的提示，浸泡在这个声音之中，用它代替姐姐为自己继续治疗。

　　因为姐姐以前已为我做了几百小时的回忆治疗，已经将我记忆的田地翻了好多遍，那些埋在地下导致极度焦虑的根源都已被挖掘干净，连它们的根须脉络都被触摸得清清楚楚。以致现在每次的回忆治疗，已经找不出新的内容，都是在原来的基础上，继续宣泄六年记忆中积累的不适感和痛苦情绪，已经变得简单而枯燥了。

　　而这种借助录音机或 MP3 的机械自助回忆（我也将之称为机械

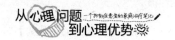
自助调节），虽然很机械不灵活，不易用它发现隐蔽的新内容，但对于我这样久经"训练"的人，用它来刷新记忆、宣泄痛苦情绪，却效果很好，效率很高！

因为现阶段我的回忆治疗已经不需要灵活的启发和引导了，这时机械自助的方式就可以代替姐姐，我也可以从对她的依赖中解脱出来。想做就自己做！而事实证明在后来十几年的时间里，这种机械自助调节对于帮助我缓解后遗症的困扰发挥了巨大的作用！

每当我状态下滑，陷入焦虑和压抑，甚至于担心复发的时候，我就会用机械自助调节帮助自己，哪怕是正在工作的时候，也可以带着耳机闭目养神听一会这个录音，重复"再来一次"、"懒得"或者"害怕"，当我意识到担心害怕都是来自于过去的经历，恐惧的理由是不存在的，这样就逐渐帮助自己放松下来。

可是心理学家们会怎样想呢？灵感的小翅膀萦绕在我的大脑中，如果心理学家们知道他们繁复深奥的心理治疗理论，经年累月为心理治疗付出的巨大工作量，竟然可以被录音机代替，并且解决了大问题，会有怎样的反应？这种效果背后又有着什么样的道理？

灵感："你有没有想过，人类在几千年的时间里，疏于观察，他们忽略了心灵会眨眼？他们以为思维是一条连续的直线，而思维的活动其实具有脉冲性。心脏有心脏的跳动，肺部有肺部的呼吸，心灵也有心灵的活动规律，凝望你眼前的物体，你能坚持多久不眨眼睛？无法做到吧？人的注意力也是这样的。"

我："我的天！你将量子论引入了心理学，可是这与神经症有什么关系啊？"

灵感："可以这样想，心灵的脉动与心脏的跳动、肺的呼吸一样都是本能，当它的运动很规律的时候，我们的思维状态就很安定、很从容；当它的节奏因为记忆刺激或其他因素导致紊乱的时候，我们就会像犯了心脏病或者哮喘窒息一样，思维状态变得混乱失控，简直难受得无法活下去，这样就出现了神经症。因此说它是思维心脏的心脏病，心灵呼吸的哮喘症。在以往几千年的时间里，人类疏于观察，从未给予它正确的定义。"

我："可是心理治疗怎样影响心灵的搏动，调节思维的脉冲呢？"

灵感："以往的弗洛伊德们，他们太注重分析，却忽视了心灵的呼吸，他们不知道，心理治疗能够起作用，其实是利用了心灵呼吸的力量。"

"心灵是个特殊的智慧器官，它的脉冲性当然与眼睛、肺和心脏的运动有本质不同，它的动作是按一个频率进行的自检扫描，就像一个转动的雷达，感觉一下你的手、你的脚、你的全身，心灵有这样的本能，在你清醒的时候，在不知不觉中它总是按一固定频率扫描身体状态，以便随时维持和作出调节，这个过程是连续的、自动的，或许正是心灵的这种自检扫描的本能活动一遍遍'提示自我'，从而给人带来了自我意识的感觉。"

"精神分析的有效性是一种现象，是一种对心灵世界的探索观察。"灵感接着说道，"当你在治疗中被催眠般深度地埋首记忆，一桶桶地往外淘不适记忆和痛苦情绪，你以为是你姐姐的提示为你'排水'吗？其实不是的，排水还要靠你自身，你姐姐的帮助就像人工呼吸，她的提示是为了让你启动自身的呼吸，提示频率与你心灵的呼吸发生了某种共振，也正是依靠共振的力量，帮助你进攻那些伤痕记忆，最后消化了它们，释放了它们的刺激内容，最终消除了心灵的哮喘，恢复健康的状态。一个心理医生如果只有高超的分析技巧，可以找到读取伤痕记忆的接口，但如果忽视了心灵呼吸的作用，不了解它的重要性，那么治疗也不会成功。"

我："那么心灵的呼吸是一种想象，它只存在于思维中，还是客观真实的存在呢？"

灵感："虽然没有人提出过它，但它已经隐蔽在心理治疗的背后，机械自助的回忆对于心灵呼吸就是一个直观的检验。心灵呼吸必然是有神经生理基础的，虽然我们还无法明确这一功能在大脑皮层上的位置所在，但是，我想在那些像海豚在深海歌唱的神秘的脑电波中，在那些周而复始的旋律中，我们应该可以倾听到心灵的呼吸，捕捉到思维心脏跳动的声音。"

我看到一个思考者站在日落的荒原上，他的灵感伴随着他，在它微微颤动的透明翅膀上，沾染着金色落日的余晖。他的人生曾经历乌云密布和狂风暴雨，熬过痛苦的洗礼，终于迎来了此刻的晴朗。他试图回头描述那些黑暗的岁月，并想解释乌云如何形成，雷电如何产生，解答这些为什么，猜测的对错有什么关系呢？勇于探索就是最可贵的。

世界上还有无数挣扎在心灵沼泽的人，他们陷在那个黑暗的世界不能自拔，天上没有希望的星星，地上没有走出困境的路，而他成功走出抑郁症的经历，将为这些人留下路标，给他们的突围带来信心。

"宇宙中最不可理解的是，宇宙是可以理解的"。他心里反复想着爱因斯坦的这句话，地平线上的落日又圆又大又灿烂，为大地披上动人的色彩，也将他身后天空上那些远去的乌云，洗染上美丽的光泽，烘托得无比温暖和辉煌。

附录一：我的诗歌习作

水的新生

刚刚从冰川上融化的时候

就神往自由

虽是山之子

却奔向海

因为海是——

水的不朽

一条大河快乐地奔流！

连长天都望不尽它寂寞的源头

不管明天是伫望的雨云

还是啸叫的海风

今天的浪花

都用雀跃的奔腾

炫示它的拥有

情缘

未来有一把锁

记忆有一把锁

她的像已收入一把同心锁

清亮的心曲汇成河

专一的爱恋汇成河

有她的一生是光彩重生的河!

如画的情缘

是有霞光的春天

落英铺地的林间

殷红的思念堆积在眼前……

如诗的情缘

是激动的心弦

也许林中靓丽的仙子

已读懂心中熠熠的期愿!

送别

当你将远行时我有些心痛

想不到送别时是飘雨的天空

我们都将踏上渺茫的前程

也做好准备去度过风雨人生

我会给你写信的……

不会问你路上

天空响不响雷

身旁刮不刮风

只问你旅程

手中有没有伞

天上有没有虹……

附录2：我的科幻小说

《银河1：UFO与水晶头骨》，2012年8月出版

内容简介：

传说在古玛雅人留下的13颗水晶头骨中，蕴藏着人类起源和智慧突变之谜，包含人类从何而来、将向何处而去的秘密，曾经矗立在大西洋浩淼烟波中的亚特兰蒂斯，是远古外星文明在地球上的科研基地。

UFO跨越迢迢宇宙，驻留地球，行踪日渐活跃，它们究竟要寻找什么？海洋底加速扩张引发地震频仍，生物危险变异，谁是威胁人类的幕后黑手？于明与伙伴乘坐瓦格纳号钻进百慕大海底，去探访远古外星文明留在地壳下的遗迹，伴随发现真相的探险之旅，人类历史上最大谜团正在揭晓。

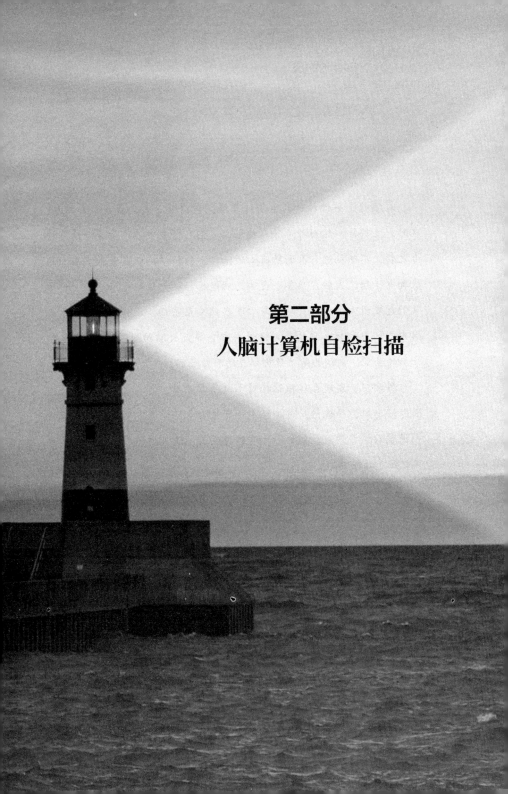

第二部分
人脑计算机自检扫描

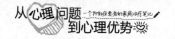
　　人脑就是一部神奇的生物计算机，它携带着我们的故事和回忆，在时光里徜徉。然而神奇并非神秘，我们在探索中一步步靠近这个神奇之物，不断祛魅。人的所有心理活动，归根结底都是大脑皮层上的生物电活动，大脑皮层各个区域的功能已经被大致研究清楚了，科学家们也发现大脑内某些结构与心理疾病关系密切，比如被称作人体恐惧中心的杏仁核，它的长期慢性兴奋会导致大脑神经递质5-羟色胺分泌的紊乱，被认为是导致抑郁症的深层原因。

　　科学实验发现杏仁核结构对于电异常敏感，电刺激会激发出极其强烈的恐惧，而我们知道神经是传导生物电的通道，剧烈的肉体疼痛和强烈的精神刺激，都会产生过载的生物电流，被储存在大脑皮层的记忆细胞之中。

　　心理治疗是利用了人脑自检扫描和自我修复的功能，通过思维触及释放掉伤痕记忆细胞中的过载负荷，减弱和解除对杏仁核的长期慢性刺激，从而恢复大脑神经递质分泌的正常，让思维活动回归健康的状态，这样将建立起一座从心理到生理的桥梁。

一、大脑皮层上的"梦工厂"

　　在无边浩渺的宇宙之中，银河系只是一朵普通的漩涡。它坐拥2000多亿颗恒星，如按照1/5的恒星带有行星计算，我们可以想象有无数天寒地冻或者风暴炽热的星球。如果它们从未产生过生命，大千世界的景象从未被映射入心灵，如果世界从未被自我意识所发现，被倒影在大脑皮层之上，那么宇宙的存在又有谁知道呢？从这个角度来讲，生命才是宇宙的核心。

大约38亿年前，在一颗蔚蓝色的星球上，有机大分子在原始海洋里聚集，生命在一次雷电交汇的偶然催化后形成，从此开始了进化飞跃。细胞不断增加，组织发生分工，脊索开始出现，鳃演化成了肺，鳍演变成了四肢，冷血成为热血，大脑的容量越来越大，进化—进化—进化！生命从海洋出发，占领了陆地和天空，一往无前，向智慧的高端前进，它最终要改造世界，登上宇宙之王的宝座。

人类是地球生命智慧进化的顶端。在亿万年的生存竞争中，在残酷的自然选择中，我们的祖先没有食肉动物的尖牙利爪，没有食草类动物迅疾飞奔的速度，是如何在狼虫虎豹的威胁中生存下来？原来在人类的大脑中进化出了一套极度发达的危险预警系统，帮助我们的祖先避开危险，机智地躲避伤害。

在大脑皮层之上有一座"梦"的工厂，它的原料是记忆和以往的一切体验，产品是预判和行动方案，除了生产智慧，它也生产恐惧，促动个体警觉或逃离。在我们的"梦工厂"里既有传动轴，也有润滑油，甚至还有马达！它是如何制造恐惧感的呢？由下丘脑、垂体和肾上腺组成了恐惧之轴（HPA轴），当危险的信号通过眼睛、耳朵进入我们的大脑时，大脑皮层就发送信息激活杏仁核这架恐惧马达，杏仁核分泌激素激活交感神经系统，受交感神经控制的肾上腺髓质将肾上腺素分泌到血液中，改变了我们的呼吸和循环，这时我们的注意力高度集中、呼吸急促、心跳加快、变得敏感不安，做好随时应对危险的准备。

长期兴奋的杏仁核间接引发了大脑中的润滑油：5—羟色胺和去甲肾上腺素浓度的失常，神经离开这些递质无法正常工作，机体就陷入了神经症之中。患者一直被囚禁在虚拟的危险感中无法逃脱，似乎大脑皮层陷入某种自己制造的"危险之梦"中，总是在发射警惕信号给杏仁核，这是古老的危险预警系统出了差错，不能解除那些失去时效的危险警报。从生物进化的角度来说，在神经症患者心头笼罩的恐惧，是早已消逝的古代巨兽的阴影，是古老祖先留给我们的心灵阑尾。

留言 1：

洛生你好！对于抗抑郁药我有些依赖，吃了心里就不难受，一停药难受就又回来了！医生告诉我应坚持一段时间，稳定了再停药。

我介绍一个病友也吃这种药，她吃了三个月却不见效，让我很困惑。

人们都说抑郁症是心理疾病，为什么抗抑郁药可以治疗心理问题呢？你知道它治疗抑郁症的科学原理吗？

回复：

恭喜你的好转！一定要按医嘱坚持服药。

大多数抗抑郁药的作用是调节大脑内的 5—羟色胺，5—羟色胺是大脑内的一种神经递质，它对于神经信号的传导非常重要，当它的浓度失调，人就会陷入焦虑抑郁。

药物治疗抑郁症有一定的复发率，现在治疗抑郁的主流理念是药物与心理治疗相结合。你可能会问，难道心理治疗也能起到调节 5—羟色胺浓度的作用吗？

这要从大脑的结构和功能说起，原来在大脑内 5—羟色胺的浓度受杏仁核结构所控制。

杏仁核是大脑边缘系统的一个重要部件，位于下丘脑，附着在海马区的末端，这个 5—羟色胺的"开关"又被称作人脑的"恐惧中心"，它接收来自大脑皮层的信号，对现实或纯粹想象的危险做出反应，对于恐惧焦虑和担心异常敏感，因此说杏仁核是"懂心理"的。

现代医学认为抑郁症的生理病因源于杏仁核的过度激活和慢性兴奋，通过心理治疗解除来自大脑皮层上的疼痛记忆和痛苦情绪的刺激，缓解焦虑、恐惧，让杏仁核恢复正常的工作状态，被它所控制的5—羟色胺分泌也将恢复正常，所以说在调节 5—羟色胺方面，成功的心理治疗可以起到比药物更好的作用，将恢复人自身的调节能力，有利于避免复发。

留言 2：

于先生你好，我是一个大学生，抑郁症患者在大学校园里太常见了，我们宿舍里就有一个，我自己高中时也被强迫症困扰过，现在还偶有焦虑发作。

心灵是一个主宰思维和理性的器官，心灵的疾病真的可以用理性本身来医治吗？或者说仅用意识活动就可以治好病？在我看来这不是医学而是哲学问题。我为之着迷和困惑，不知道你是怎样理解？

回复：

即使在心灵这一天然的"唯心主义"领地，我们仍然应该坚持唯物主义立场，心灵首先是一个物质存在的器官，是一部用地球亿万年生命演化才制造出的"生物计算机"。

尽管思维、想象、理性是"虚拟形态"，但是它们仍然是储存在"大脑硬盘"，或运算在"自我意识内存"中的以物质形态存在的数据信息。

你提出的问题，是否可以仅靠意识活动治好心理疾病，是的，这是完全可能的，这是因为心灵具有强大的自我调节能力（调节是神经的基本功能），它自身带有"系统修复工具"，具备"系统自检扫描"和"记忆碎片整理"的功能，而心理医疗正是利用这些工具修复心灵自身的操作方法。

另外多说一句，心灵的伤迹或许是普遍存在的，对于一部分健康人来说，或多或少也会产生影响。因此心理治疗从理论上来说适合很多人，清除了所有的心灵伤迹，人的精神面貌会变得焕然一新，思维效率将得到提高，就像你那台重装了操作系统的电脑，速度变快了，系统功能恢复到了最好。

留言3：

洛生你好，我是一个观念正统的人，我认为科学理念必须建立在生理解剖和显微镜观察的实证之上，所以，治疗强迫症我更倾向于打开患者的头颅，用定向手术破坏大脑皮层上的兴奋灶，而不赞成什么心理医生的"话疗"。

这也正是一百年来精神分析被拒绝在学院派之外的原因。心理治疗不就是一种心理作用吗？难道它会有神经解剖学的证据？心理治疗的效果可以在显微镜下观察？

回复：

我非常赞同您的观点，心理治疗的作用必须要体现在生理层面上的改变。但大脑是人体中最为特殊的思维器官，这种改变恐怕是传统方法检测不到的。

究竟发生了什么样的改变呢？我们不妨大胆地对人脑的记忆和思维机制做一番猜想。

我们知道人体其实是个复杂的"电器"，神经就是生物电的通道，它们构成遍布人体的电路网，末端有传感器般的小部件，遇到刺激兴奋即发出电流，而大脑就是神经纤维汇集之处，是电信号接收、处理与发送的中心，大脑皮层上起伏着生物电。早在1875年，俄国科学家达尼里夫斯基就观察到动物大脑皮层的生物电流，现代医生在为病人做开颅手术时，直接在大脑皮层就可以测量到明显的电位变化。

我们的思维与记忆的本质都是大脑皮层上的生物电活动和电化学作用，从细胞层面来看，大脑的记忆储存机制是否可能类似于某种生物电容呢？当然这个生物电容与物理概念的电容不同，它用来储存电信号的可能是大脑记忆细胞内的特殊化学物质。

是否可以这样假设，每一个大脑皮层上的伤痕记忆细胞，在受伤剧痛的时刻，神经末端传感器发射过载电流而带上高电位的"生物电容"。因为异常的高电位，使得大脑里的"记忆读写器"无法进入或者对其进行正确的读写处理，并对"记忆读写器"构成刺激从而引发思维的混乱。

有效的心理治疗必然引起大脑皮层上的物质性改变，改变的有可能是伤痕记忆细胞中的电位变化或者是可以还原为电信号的特殊化学物质。抚触和清理痛苦记忆，释放过于强烈的负荷，对于异常高电位的记忆细胞电容进行放电，随着人类对大脑思维与记忆机制研究的深入，这样的仪器终将发明出来，让心理治疗的作用得以客观地检测。

留言4：

我的一位朋友患有强迫症，得病多年，他为此非常苦恼。

他对常规治疗已失去耐心，现在要孤注一掷，去上海一家医院做脑部定向手术，我觉得这样不妥，这种手术会不会损害大脑？会不会没有效果？我查了相关信息，咱们国家不提倡用脑部定向手术治疗强迫症，我该怎样劝说他呢？

回复：

我们的大脑中就有天然的手术刀，不需求助外界。首先我们要明确手术的目的是什么呢？是破坏大脑皮层上的病态兴奋灶，它是旋涡的中心，带来强迫、焦虑、恐惧之风暴。为什么要这样做？是破坏那团物质还是改变它的电位？目前还没有人能说清楚，我倾向于后者。

其实在心理治疗中就有神经"放电"的体验，是什么力量让肌肉、神经不自主的震颤呢？这是由于肌肉细胞与来自脑干或脊髓的神经元相连接，当神经元把脑或脊髓发出的动作电位传到肌细胞后，通过肌细胞极化并收缩产生了运动。

这些动作电位产生时我们在做什么？我们正在陷入很深的"读取"状态，"记忆读写器"像一根舌头似的一遍遍地在舔"伤痕记忆"，宣泄释放它的负荷，因此"记忆读写器"就是我们大脑中的天然手术刀，心理治疗就是操作它对大脑皮层带有异常高电位的伤痕记忆细胞进行放电的技巧。

　　对于脑部定向手术治疗强迫症我很反对，我建议不要对我们人生最重要的财富——大脑进行任何物质性破坏，强迫症是有希望治好的，他有可能恢复到以往的优秀，我们要珍惜和爱护大脑，保护大脑功能，用它迎接美好的未来。

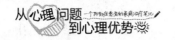

二、提线木偶——愚人生命中的悲哀 ✎

2003 年 4 月 1 日愚人节，香港演艺巨星张国荣从文华酒店的 24 层跳楼自杀，他像陨石一般疾速而下，砸坏了楼下的栏杆，坠落在草坪上。

在香港电影中，精神障碍是常见题材，许多大明星都"体验"过失忆。比如：《赌神》中的周润发、《我是谁》中的成龙、《阿呆拜寿》中的刘青云、《我的失忆男友》中的古天乐，他们抱着头拼命的思索、一脸痛苦表情，感受到剧烈的头痛，却回忆不起来那次突然的打击，找不到那些遗失的记忆，想不起来我是谁。

香港导演的编排尽管千篇一律，却也近乎合理，但他们不是心理学家，不知道记忆的空白会留下怎样的危害。

西方心理学家曾做过"催眠后暗示"的试验，让被试者通过麻醉药物或言语作用进入深度催眠状态，然后给予他语言暗示："当我摸领带你就要脱去衣服，当我松手你必须再穿上它，现在你要忘掉我说的话。"

被试者唤醒后成为了一名"失忆者"，他想不起催眠师在他耳边说话的内容，通过反复引发和强化，被试者真的会随催眠师摸领带的动作而穿脱衣服，他被木偶般地操纵了！虽然对此感到烦恼却会强迫性地这样做，不做就会心烦意乱，不舒服，他出现了心理障碍，催眠者说过的那句话语，成为有害的潜意识。

对于大多数心理疾病患者，他们也和这位被催眠者一样被置入了有害的潜意识，但这个置入的过程要比催眠更残酷。根本原因也是记忆出现了问题，记忆里有很多的疼痛感和痛苦情绪，成为有害潜意识，这将影响他清醒时的心理与行为。

张国荣的跳楼自杀在所有人的心中砸出了一个大坑。他在遗书中写道：我一生没做坏事，为何这样？透露出他的迷惘和无奈，没有人为他窒息的心灵做"人工呼吸"，没有人为他找回空白记忆中的那条"领带"。

> **留言5：**
>
> 你好，得病就该打针吃药，这是天经地义的，我觉得神经症是心灵的炎症，它和阑尾炎、肾结石没有什么不同。
>
> 用心理疗法治疗一个感冒的人会让他的体温下降一度吗？难道用想象和安慰就可以为阑尾炎止痛？我对于心理医疗的作用还是很怀疑，想听听你的详细解答。

回复：

神经症与阑尾炎、肾结石有本质的不同，就像大脑与其他器官有不同分工一样，你的阑尾和肾脏不会有思维功能，所以你一辈子也不用担心它们得神经症。

神经症是心灵的疾病，它体现在极度的焦虑、恐惧和担心，无法摆脱的不适感觉，以及对精神的失控。

这时我们最需要自我调节，但神经症患者多数有这样的体验，就是回忆是痛苦的。

你肯定也常做这样的尝试：自己一个人冥思苦想，渴望从回忆中找到答案，找到令心情不好的原因，从而调节自己，让状态好起来。

而我们却做不到，因为回忆中包含强烈的疼痛感和痛苦，似乎思维的触角一碰到它们，就自动畏缩和逃避了。即使拿出最大的勇气去克服，也无法深入，结果只会晕头转向、自投罗网。

这时心理医疗可以为自我调节带来强力帮助。当我们的思维触及疼痛记忆，出现乏味和倦怠的感觉时，心理医疗可以发挥牵引与提示的作用，成为一个推动回忆有效运行下去，并最终抵达症结所在的外力。疏通了一个人回忆的困境，就很自然地找到了释放宣泄的感觉。

俗话说，心病还须心药医，药物可能改善人的感觉，却不能让人解脱沉重的记忆，除非它将人变成白痴。因此焦虑、抑郁、强迫还是必须通过自我调节来解决的，而心理医疗是帮助人进行自我调节的方法。

留言6：

洛生你好，我的朋友有一段非常痛苦的经历，不堪回首。十多年来，她拼命地要将它们忘掉，与过去的记忆隔断，让自己活在当下、顺其自然、为所当为，努力开始新的生活。

可是焦虑还是防不胜防地经常出现，她说自己总是莫名其妙地担心，保持高度的警觉，处于随时防备的状态，她说活得很累，难道忘记那些痛苦记忆是不正确的吗？她又该怎样做？

回答：

如果将我们的记忆比作一个光滑的平面，那么我们的思维正是运行其上的"溜冰者"，我们每天的学习和思考，频繁地调用记忆资料，可以说就是组合回忆的过程，因此记忆平面的质量对思维的"舞姿"影响很大。

如果记忆中充满肿胀、疼痛、极度的恐惧和压抑，那么运行其上的思维必然趔趄摔跤、昏昏欲倒，这时我们的思维就容易变得混乱，陷入痛苦的焦虑、强迫和抑郁之中。这样就需要耗费更多的精力用来维持清醒，这样的生活自然也就很疲劳。

在 2007 年 1 月美国《国家科学院学报》刊登的研究报告上，美国华盛顿大学圣路易斯分校的研究人员发现，人类在回忆过去和展望未来时用到的脑部区域"令人惊异地完全重合"。这一发现可以说证明了记忆与思考的关系，它也给了我们一个启发，那就是记忆与思维是不能隔绝的。

如果把"自我意识"比做是大脑的"内存"，每天当我们"启机"（睡醒）后，"自我意识"开始活动，就像中毒的电脑，我们是无法阻止"病毒"从"硬盘"进入"内存"的，因为思维必然调用记忆，因此试图隔绝记忆，活在当下的作用有限。与其如此劳累，不如回头对"记忆硬盘"进行彻底"查杀"。

留言 7：

于先生，我在大街上看到一个精神病老头，衣不蔽体、瘦骨嶙峋，牙齿也掉光了，嘴里却自言自语、念念有词，就像凭空和人吵架。"你们才是反革命！打倒牛鬼蛇神！"，看着这个心在文革的老古董，我忽然理解了精神刺激将人滞留在受伤时刻的道理。

伤痕记忆真的如此可怕吗？它有什么特殊性？为什么有的人

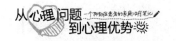
会一辈子想不通？我自己怎么没有任何对伤痕记忆的印象？是不是说明我没有伤痕记忆？

回复：

你好，就在此刻请你想象一下，把手指放在蜡烛的火焰上烧灼，你能坚持住吗？肯定会感到揪心，自然地缩手逃避。

想象只是个调用记忆重新组合的过程，你已经体会到某种轻微的伤痕记忆，那是来自于你过去记忆中的体验。与那个疯子的区别仅在于，你可以轻易走开，而他在心灵的大火中却已陷得太深逃不出来。

伤痕记忆究竟有什么特殊性，让我们自己很难像正常记忆一样对它们感知并进行处理呢？我们之前从细胞的层面，假设伤痕记忆细胞就像因为疼痛过载而带上异常高电位的电容，而从结构的层面来看，科学家们通过研究发现，心灵对于创伤有特殊的处理方式，人脑伤痕记忆与正常记忆经由大脑的不同部位处理和储存。

2006 年美国科学家做了这样一项试验，他们先是在多只老鼠的大脑中注射一种药物，这种注射让每只老鼠都受到了惊吓。两天之后，科学家们开始测试老鼠们关于这次"糟糕"经历的记忆情况，而事先注射的药物正好可以帮助科学家们追踪老鼠大脑中哪些区域参与了记忆过程。

测试结果表明，老鼠大脑的海马区参与了记忆内容的处理过程；前扣带脑皮质主要负责记忆不快乐的刺激；杏仁核存储的记忆则更为广泛，它影响记忆内容的先后顺序以及不快乐刺激的存储。

这项实验同样适用于人类的大脑。研究者这样总结他们的实验："单一经历各个方面的记忆（比如一次车祸）将会在大脑的不同区域进行处理，并分散地存储在我们的大脑中，尽管当我们想起来的时候好像是一件事情。我们对记忆的特殊性知道得越多，就越能够明白记忆处理出现偏差的原因和过程。"

这项研究说明了伤痕记忆在生理储存上的复杂与特殊性，在一定程度上解释了它为什么会让人得病，当它的程度强烈或数量巨大时，一般性的自我调节对之将很难处理。

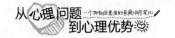

三、心理疗法的一般步骤

心理治疗是一个艰难的过程，能否成功也有运气的因素，人的状态总是有起伏的，有时好有时坏。就像当年我姐姐给我进行治疗，我有时状态会非常差，无法集中注意力，没有耐心，效果并不好；但也有一些时候我的状态很好，在进行时能找到感觉，心理治疗很有效率，坚持下来终于取得了很好的效果。

究竟需要多少次心理治疗才会出现突破性进展？这个问题无法一概而论，因人而异，因情况而异，治疗中也需要一些灵感和运气，但我相信只要坚持下来，好运就会来的。

对于重度抑郁症和焦虑症的康复效果也不应期望过高，我认为病久了会损伤大脑，难免会留下后遗症，这种损伤很难完全康复，是不能彻底解决的。就拿我自己来说，有时也会不舒服、状态差，甚至头脑不清醒，但依靠机械自助调节可以帮助自己缓解，休息一会儿就会恢复到比较好的状态。这种后遗症的影响虽然也给我带来烦恼，但与以前病中相比，它的程度很轻微，也可以通过休息和自助调节得到改善。

这种心理疗法的基础是精神分析的自由联想法，我自己就是它的受益者，以往的中外研究者积累了很多的经验，我将基本的方法归纳如下，也加入一些自己的观点，谨供您参考。

心理治疗的目的：在引导回忆和体会感觉中，发现描述什么内容、意念和语句，反复体会可以缓解内心的紧张焦虑，将内心深处的疼痛感和痛苦情绪宣泄释放出来，同时获得缓解的经验，便于以后用机械自主调节维持和巩固效果，减轻心理负荷，从不舒服的状态中走出来。

一、一定要让他闭着眼睛进行，语气要轻柔，如果你进入很不舒服的状态，可以随时退出来。首先让他回忆一个快乐的经历，这个经历越具体越好，可以询问他当天的天气、环境、周围的人，说了什么、做了什么，这样可以帮助他进入深度回忆的状态，仿佛身临其境。

二、让我们回到不舒服的最初时刻，从事情的一开始描述，所有的感觉都要描述出来。患者可以回忆最开始得病，让他从头开始描述，所有的感觉，不管有用还是没用的，都要找出来描述，如果患者找过之后说"没有什么了"，那么可以要求再次从一开始描述，重新经历，所有的感觉都要描述出来，这样有可能会找到新感觉、新内容。

如果最开始得病是因为精神受到刺激或有刺激性的记忆，那么这样一次次重新去触及去刷新，有利于减弱那个记忆中的强烈不安与痛苦情绪。（有朋友对此有异议，认为揭开记忆的伤疤会让患者病情加重，这个取决于患者自己的选择，如果患者认为自己已经好了，不需要治疗了，那么自然可以不再去揭开记忆的伤疤，如果患者依然受过去经历的困扰，记忆的伤口在发生溃疡化脓，不去做他的情况也会恶化或无法康复，那可以考虑重新去处理记忆的伤口，重新经历刺激性记忆。患者可能会很激动，甚至失控般大喊大叫，这将非常考验你的意志力，如果你能保持平静，处变不惊，知道这只是强烈刺激记忆的反应，保持语气的轻柔继续进行，那么强烈的不安终将得到缓解，宣泄后患者会感到轻松；如果你惊慌失措半途而废，患者情绪也会随之

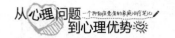

更加不稳定。)

　　三、如果不安的记忆不能解除，那么一定有更早的类似的不安，需要我们找出来。有没有比较早的类似经历、印象或感觉？如果患者说有，大多数情况确实都是有的，那么重复第二步骤，鼓励他从一开始重就描述和体会，一遍遍减弱记忆中的不安。

　　四、寻找最初最早的不安印象或感觉，最理想的状况是，我们通过重复描述一句话、一个意念或感觉，进入一个印象。这个印象里有强烈不舒服的身体感觉，比如非常酸痛，身体像被压碎了，或者皮肤潮湿燥热等，你会发现你真正的不舒服来自它，你会发现它贯穿于你所有不舒服的记忆。通过心理疗法反复重述那句话和体会，有助于减轻这个印象里的疼痛感，释放其中的极度不舒服，当你将它们完全释放出来，解除它的影响，你会感到从未有过的轻松，你会相信自己能够好起来。

　　五、不要太着急，如果太着急，反而会欲速则不达，允许犯错误。这个心理疗法貌似简单，其实有一定的难度。以我自己为例，我姐姐那时和我两三天进行一次治疗，经历了几个月才找到第一个"印象"，又坚持了一个多月找到另一个"印象"。很明显进行得越久，你对自己的了解越多，你才能排除那些貌似带来心理压力，但其实与发作没有绝对关系的因素，这样全部排除后才有利于找到真正的原因。

　　六、寻找最初的"印象"是最关键，也是最困难的，大多数患者一开始会想不起来，或者在记忆里触碰不到，他会说我的童年是非常快乐的，没有一点痛苦印象。但有可能最初的印象从表面上看确实不是痛苦的，就像两位司机一边开心交谈，一边开着推土机碾压过你，这个印象里深藏着疼痛，但表面看却是欢乐的。

　　帮助患者寻找最初的印象很困难，如果患者无法回忆起什么，那么一是引导他再次回到后期，重新经历，那里或许有大量的痛苦情绪，鼓励他宣泄出来，要观察他不安的特征，寻找关键的词，让他重复体会有没有比较早的类似感觉，如果确认没有，那么应该换个新词来重复，如果这个词碰巧是最初印象中的内容，重复将有助于启发患者感觉到那个印象；二是询问很小的时候父母或家人对他的影响，有没有什么奇怪的强迫性的感觉，或者不自觉地模仿父母或家人，从一开始重新描述，寻找这个可能启发其继续最初印象的关键词。

　　进行这种心理疗法是一项合作，最终是要恢复患者的自我心理调节能力，所以患者越是理解这个疗法，就越能够很好地相互配合，成功的机会就会更大一些。这只是基本方法，我相信应该还有更多更高深的技巧，用于解决复杂棘手的病例，这是需要继续研究和学习的。

留言 8：

　　洛生你好，我的儿子很久没有和我沟通了，因为他觉得说也没用，我帮不上他，看到他焦虑愁闷的可怜样子，我心里这个急啊，却不知道怎样帮他分担，有劲使不上！

　　你的经验正是我需要的，我今晚就效仿你姐姐，帮助他"检测记忆"，释放心理压力。我该怎样做？你能给我更详细的建议吗？

回复：

虽然一般心理治疗不建议在家人中进行，特别是不建议由父母来进行，因为很多时候患者的心理问题源于家庭，比如童年时父母的争吵与家庭暴力，会给孩子带来心灵伤害，诱发心理疾病，但我认为这并不是绝对的，像姐姐和我进行得就很成功。只要您有足够的耐心和毅力，在心理治疗中可以保持足够的清醒和冷静，遇到困难不退缩，我支持您应用此方法帮助自己的孩子，我的经验也是很粗浅的，仅供您参考。

首先是帮助他减压。您要对他充满同情，让他感觉到您理解他的难受，愿意分担他的压力，这样他才愿意和您诉说心事。让他平躺在床上，闭上眼睛，这样有助于集中注意力，进行时可以参考心理疗法的一般步骤，鼓励他自由地描述感觉，说对说错都没有关系，自然而然想到的都要说出来，特别是那些可能与不舒服有关的感觉。

提问要简洁，大约每隔十几秒一次，按这个节奏与他交谈，这就像做人工呼吸，因为我们的思维活动可能具有一种脉冲性，所以引导他的思维要按照一个节奏。这个搭话的用语可以非常简单，比如"继续""嗯"，让他知道您在倾听，或者重复刚才他说过的话，可以是话语中的重点词语，让他充分沉浸在回忆里。

在进行中千万不要批评他，也不要评价他过去的行为，比如，当他回忆一段经历时，不管他的想法和行为多么让您不满意，都不要从自己的角度试图教育他，不要说"你怎么这么脆弱""你怎么这么幼稚""你不该这么想"之类的话语，而是应平静耐心地继续鼓励他描述感觉，批评教育不会给他带来根本性的改变，只会引起他的反感，让心理治疗无法进行下去，如果他的头脑能恢复清醒，自然会意识到自己的问题并改正。

如果他很配合，愿意和您进行，但在回忆某一段记忆时他变得很沉默，什么也不说，这时您不要着急，不要催促他快点说，而是可以每隔十几秒说一声"继续"，推动他继续与那些回忆接触，或许在那些回忆里潜藏着大量的痛苦情绪，接触它们会让人处于某种程度的昏睡状态，充分接触有利于释放这些痛苦情绪。

治疗可以每三天一次，每次一到两个小时。为什么要每三天一次呢，这是给予回忆浮现新内容的时间。尽量帮助他宣泄痛苦记忆，治疗后会让他心情放松，先这样做，遇到新问题可随时与我在 QQ 上探讨交流，一起研究！

> **留言9：**
>
> 我已和女友简单进行了几次心理疗法的尝试，感觉不错！她很振奋，以前的她像个胆小畏缩的刺猬，非常敏感和神经质，方方面面的烦恼无穷无尽，现在很庆幸，我找到了关心她、帮助她的方法。
>
> 我还想和你具体聊一下，我也应该把她的记忆分成多个阶段吗？如何判断哪个部分是重点？宣泄一段痛苦记忆应该让她重复多少次？

回复：

如果把我们的大脑记忆资料比做一个"档案馆"，那么，我们的大脑中也有一个"档案员"，它负责归档与抽调记忆档案，不用说，这是我们大脑的自然功能。

在心理治疗中，我们与"档案员"是一种合作关系。当患者进入深度回忆的状态，在治疗者的要求下，"档案员"在记忆的时间轨迹上移动，翻查记忆的目录索引，反复体会不适感与哪些记忆有关，体验相关程度与因果关系，深入其中获得被疼痛包围的数据，释放"疼痛点"。我们必须尊重"档案员",因为是它将各种记忆归类,它提供的资料往往是有道理的;也必须依赖"档案员",它在我们的心灵中叩问"为什么",执着寻找不适感的答案,并且发动全部自我调节能力,积极地进行自我修复。

可以将她的记忆划分为以下几个阶段:比如 A 是原始伤迹,是童年甚至更早时期的伤害;B 是另外一段创伤经历,独立存在与 A 无关,但它确是引发心理问题的诱因;C 是最初发病的阶段;D 是忍受折磨但较为平缓的时期;E 是发作最为严重的时期。

在每一次进行中,"档案员"自由选择的重点或许都是不一样的,关于哪一部分记忆是重点,你要尊重"档案员"的选择。这个情况举例来说可以是这样,"我们回到最开始出现焦虑发作的时刻,从一开始回忆好吗?那一次你因为突然受伤,感到很惊慌……""不,我可以说说我的父亲吗?我觉得我得病与他关系很大,我害怕他。""好的,有没有比较早的害怕经历?"

我认为"档案员"选择记忆资料是个比对分析的过程,它可能这样来提供线索,总是拿出痛苦感最强烈的部分作为答案,来回答为什么"我"如此难受或不对劲的问题。当某一部分记忆中的不安或痛苦情绪因为宣泄而减弱,其它部分的痛苦不安记忆自然就将凸现出来,"档案员"在记忆的各个阶段中往复移动,它总是提供相对强烈的部分,需要我们通过心理疗法的平衡将它们减弱。

B、C、D、E 段的记忆,都可能包含大量的疼痛感和痛苦情绪,花费一些时间清理和减弱它们是必要的,但是 A 段才是最为重要的,它是最早期的疼痛印象,也是最难被想起来的,你问我一段记忆中的痛苦情绪应宣泄多少次,我认为应取决于她的痛苦情绪的强烈程度。

这将会花费很多时间，但减弱它们有助于回忆起最早的 A 段记忆，那或许不可以称作是记忆，只是一个遥远模糊的印象，你能感觉它似乎非常早，在所有记忆之前，反复描述那个感觉，可以将内心里的极度不舒服彻底释放出来。

留言 10：

于先生您好，我有这样一个疑问，既然那些极早期的不舒服印象，需要这么费力的心理治疗才能被意识到，被找出来，并且它们可能发生在患者很小还不懂事的时候，甚至没有自我意识，自己都不知道，如果患者自己都想不起来，都忘记了，那么它们又怎么能发生作用，引起抑郁、焦虑或强迫呢？

回答：

弗洛伊德曾在演讲稿中谈到："在精神分析治疗中，我们面临的任务是将童年期的记忆空白填补起来，治疗如果能够成功，我们常常可以唤回那些早已被遗忘的童年期经验，这些童年期的记忆印象并没有真正的被遗忘，他们只是成为潜意识的部分，变得难以触摸了"。

即便一个人经历过创伤，留下强烈的疼痛感，但如果因为发生的时间早或者其它原因，他完全不知道它，记忆从来不"读取"它，那么这个创伤是否仍会对心灵带来影响呢？我想这就是我们这次讨论的关键所在。

我们大脑的记忆和思维是一个复杂的过程。它的工作方法比我们想象的要复杂。大脑对记忆的整理是种天性，就像每次电脑开启都要自检系统，发现问题就无法正常运行一样，我们的心灵同样有这种倾向，"档案员"自动检索"时间轨迹"和"体感记录"，努力去发现和整理任何不对劲的部分，似乎必须处理好它们心灵才能安妥。

那些貌似已经完全遗忘的疼痛印象依然会发挥作用，带来心理问题或心理疾病，心灵有追求完整性的本能，从时间轨迹的起点到终点，轨道上任何一节铁轨的断裂缺失都将造成思维火车的脱轨，任何一点的疼痛都将成为整体的疼痛，这个缺失并不会因为你没有发现它而不影响思维火车的运行，很多患者将自己的烦恼归咎于追求完美，我认为背后的原因正在于心灵追求的完整性。

为什么一定会这样呢？科学上如何解释呢？这是一个自然之谜，我想当有一天科学家将大脑的记忆思维机制彻底研究明白，这个谜底自然也就会被揭开。

四、机械自助调节的使用说明书 🖊

准备一个 MP3 播放器（可以播放的手机也可以），一段时间间隔为 15 秒左右的"重复"提示录音（录音内容可以是"重复"也可以是"继续"，音频文件下载网站 www.xinli361.cn 或者发 e-mail 至 48706419@qq.com 索取）。

将内心所有的烦恼不安和恐惧担心都说出来，有助于我们去面对，接纳和适应它们，但在现实生活中我们很难找到一个人随时倾听我们的烦恼，心理学家认为自言自语也能起到缓解焦虑的作用，机械自助调节就是这样一种自我减压的方法。

当我们陷入恐惧担心的状态，处于焦虑之中，那些害怕的想法越是控制不去想，越是想逃避，反而越是惴惴不安。这时可以练习机械自助调节，将 MP3 音频设置成循环播放，闭上眼睛，在每隔十五秒出现的"重复"或"继续"声音中，将自然而然想到的都说出来，比如可以小声说或者在心里默念："我害怕上学……""我害怕考试……""我害怕丢脸……""我害怕领导批评……"。

当我们去正面面对那些让我们焦虑不安的事情，而不是逃避时，将有助于减轻内心的慌乱，你会发现那些害怕担心的事情都只是想象，这样可以安慰自己不用害怕，而每隔 15 秒的提示声音，符合我们思维活动的脉冲规律，有利于调整心灵的"呼吸"，让自己恢复到一个比较从容的状态，从而抵抗焦虑，减轻它的伤害。

在一遍遍把害怕的想法说出来的过程中，你可能会发现这个害怕与过去的某段记忆有关，在以往的经历中有过很强烈的类似体验。这样自然而然回到那个记忆中，把当时害怕什么小声嘀咕或默念出来，与记忆接触，重新整理它们，尝试缓解和减弱记忆中的紧张焦虑。

当我们处于焦虑发作的状态时，脑子会变得非常不好使，思维没效率，就像车子掉入泥坑，车轮在打滑空转，这时使用的方法必须简单，使得患者不需动脑筋就可以操作。机械自助调节正是这样一种方法，通过自我安慰、自我按摩，缓解焦虑，松弛紧张的神经，应用起来非常简单。在休息的时候，自己一个人就可以进行，那些不好意思对别人说出的想法，可以小声对自己说出来，减轻焦虑、安慰自己。

机械自助调节的缺点是非常枯燥，缺少外界的引导，难以做到在记忆中移动，所以它的效果是有限的，只能作为一种辅助方法，比较适合单一创伤性刺激引发的焦虑和心理问题。而对于成因较为复杂的心理疾病，仅靠机械自助调节是不行的，我建议通过心理治疗找到缓解焦虑、压抑的有效经验，再通过机械自助调节维持缓解，矫正焦虑的习惯。

这只是一个自我调节的小技巧，不存在任何坏处，使用者应完全出于自愿，出现问题责任自负，本人概不负责，不能自负责任者请勿使用，特此声明这与药物治疗等其他方法并不矛盾，可以同时使用，请不要因为这个方法耽搁其他方法的治疗。

留言 11

洛生你好，对于机械自助调节我总是用不好，那个每隔 15 秒出现的声音会分散我的注意力，它不但不会起到任何引导作用，正相反，我的思路总是被它打断，我也不知道在机械自助调节中我该说什么。

我在做自助调节的时候，是不是可以不用听MP3，而是自己想呢？我该想些什么呢？

回答：

这个机械自助调节只是辅助方法，当心理治疗取得突破性进展，我们发现反复描述和回忆可以缓解焦虑和压抑，之后应用这个自助方法就变得很重要，它可以一定程度代替心理医生，减轻其工作量，维持心理治疗的缓解效果。

也有一些朋友反馈，在焦虑的时候机械自主调节可以起到一定的缓解作用，特别是感到很恐惧很害怕的情况，可以减轻一些痛苦。如果你继续尝试这个方法，我建议：一是一定要听MP3音频进行，因为治疗者需要一个外力的牵引，否则我们遇到痛苦会本能的退缩逃避，无法去面对那些焦虑不安，这个需要通过练习来适应；二是我鼓励你将自然而然想到的说出来，不管多么荒谬的想法，我都鼓励你闭着眼睛小声说出来，或者在心里默念，这样有利于接纳那些不安，调整自己，让自己变得平静一些，希望你通过练习可以逐步找到一些感觉。

留言12

洛生你好，你提出人的思维活动具有脉冲性，就像呼吸、心跳一样有其节奏，进而提出心理疾病是心灵呼吸的哮喘症，这个观点很新颖，恕我孤陋寡闻，我从未在别的书本上读到过，请问

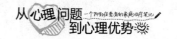
这个说法有科学基础吗？它是建立在对神经生理活动的观测之上的，还是只存在于意识之中，无法观测也无法验证的呢？

回答：

你好，再打个比方，思维活动的脉冲性就像拖拉机的引擎，它是"哒哒哒"有间隔的发动而不是绝对平稳地发动，我相信它一定有神经生理基础，随着技术发展是可以观测到的，这项研究的意义非常重大，对于理解人脑的思维机制很重要。

有一项研究可能与此有关，我引述如下：

2007年，国际权威科学杂志《自然》发表了上海神经科学研究所冯国平教授的研究成果，首度揭示了强迫症的生理机制，该研究成果有望为科学家理解与强迫症有关的神经回路和信号路径提供新的线索，并为致病机制和治疗研究找到了一个有效的动物模型。

中科院上海生科院神经科学研究所客座研究员、美国杜克大学教授冯国平的研究小组原本在进行谷氨酸神经递质的信息传导研究，在做动物实验时却发现，敲除了Sapap3基因的小鼠，居然出现了类似人类强迫症的行为——小鼠反复抓自己的脸（小鼠通过抓摸来"洗脸"），直到毛皮破损，甚至流血，还无法停止，同时还会焦躁不安。研究人员介绍说，Sapap3是Sapap家族蛋白质中，唯一在大脑纹状体中"任职"的一位。它缺位时，一些信息传导会出现"一边倒"。比如，正常情况下，小鼠感觉脸脏了，抓几下就感到干净了，但没有Sapap3时，"脸干净"的信息怎么也传不回大脑，于是小鼠就会不停地重复一个动作，无法停止。科研小组用基因治疗的方法，让这种蛋白重新回到纹状体中，小鼠马上就停止了抓脸，焦虑症状也有所减轻。

小鼠因为被人为去除了 Sapap3 基因，导致"大脑皮层—纹状体—丘脑—纹状体—大脑皮层"神经回路的信息传导不畅，而出现强迫症的症状，那么人类患强迫症的神经生理原因是什么？是大脑纹状体失去了 Sapap3 基因？还是因为神经回路的信息传导不畅？很明显是后者，那么导致神经回路传导不畅的原因是什么？

我们思维的脉冲运动是一种系统自检扫描，从神经生理角度来看或许就是一种神经回路机制，从大脑皮层的某个部位（比如下丘脑的杏仁核）发出神经电位脉冲，在神经回路中完成循环，这是一个像呼吸一样周而复始的过程，当它受到阻碍，心灵的哮喘症——焦虑、强迫就发生了。

如果伤痕记忆细胞是类似于带有异常高电位的生物电容（或者含可还原为强生物电的化学物质），它们有可能影响大脑皮层神经回路的生物电信号传导，而正确的心理治疗利用大脑自身的修复功能，通过不断宣泄痛苦情绪，减弱记忆中的强烈疼痛感，释放记忆细胞电容中的异常能量，或许正是因此起到疏通神经回路的作用，从而恢复心灵健康的运行状态。

但心理治疗是一个耗时费力的艰难过程，针对神经回路传导进行深入研究，或许有利于发明快速治疗心灵疾病的新方法。

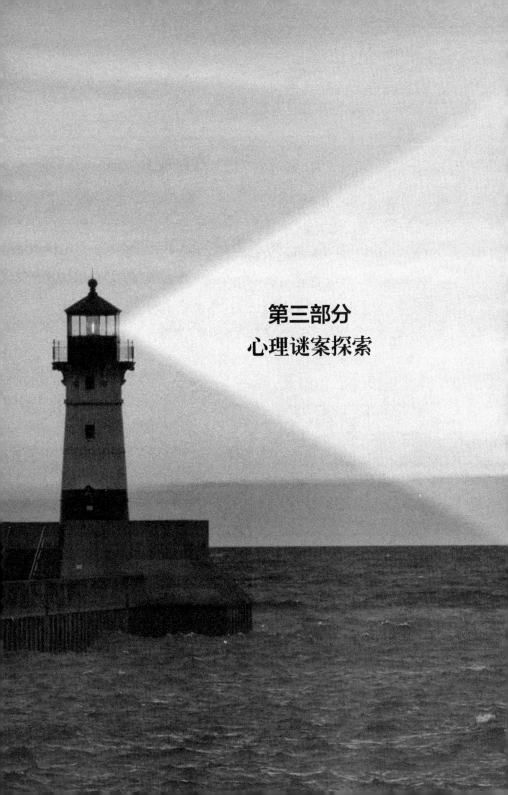

第三部分
心理谜案探索

　　夜阑人静，所有的心都进入了梦乡。你隐约听到一个女孩子急切的呼救声音："来人啊！救命！"，你披衣起身，循声而去，要一探究竟。神秘之夜啊，掩藏着怎样的惊奇和诡异？

　　你来到一片废墟前，这里断垣横生，是一处心灵大地震遗留下的现场，原本华美的心灵世界已经坍塌，被心理疾病的灾难无情颠覆，快乐、憧憬、美好、未来、希望都成为碎片散落一地，触目惊心的凄凉，声音就是从这里传出来："快来啊！我在这里！"

　　还有地震后的幸存者？她被埋在哪里？"告诉我！你在哪儿？我可以帮助你！"，你大声地与她应答着，支起耳朵听着，判断声音来源的方向，确定她被埋身的位置，一边迅速扒开记忆的碎片，翻开那些凌乱、沉重的瓦砾，不断地挖掘、深入，去接近她、找出她、解救她……

　　从抑郁症中走出来的二十多年里，总是不断有人问我如何治好的，这种病该怎样做心理治疗？生活中患抑郁症的人非常多，有的药物治疗效果一般或者停药就复发，所以我决心将自己的康复经验完整地写出来。考取了国家心理咨询师的职业资格证书后，在工作与写作之余，我也和朋友们偶尔做些心理咨询的研究。

　　这是一部心灵探索的故事集，主人公与情节有虚构也有改编，笔者化身为救援队员，尝试解救心灵废墟下的被困者。

　　心理治疗是一个艰难的过程，需要付出很多的时间和努力，心理治疗技术也需要通过不断学习和实践，在磨练中得到提高，笔者的水平还有限，但决心不断提高自己的技术，掌握更多有效的技巧，少犯错误，多积累成功经验，成为一个合格的心理救援队员。心理疾病现象五花八门、光怪陆离，让我们共同走进这神秘的世界，发掘心理灾难的线索，探索心灵的谜案。

一、我总是听到亲人们的呼唤 ✎

北川是个美丽的小县城，它位于四川盆地的西北部，全境峰峦起伏、沟壑纵横，岷山山脉和龙门山脉将它怀抱，密布的溪流汇集于湔江、苏宝河、平通河，顺着山势自西北向东南流淌，羌族同胞世代在这里聚居。据史籍记载，北川是中华民族的人文始祖之一——治水英雄大禹的降生之地；传说三国时代，张飞曾经率部由此进巴中遭到惨败，为了纪念在此遇难的弟兄，留下插旗山的典故；1933 年，徐向前率领的红军在此与国民党军队发生了数十次激战。丰富的历史故事、别致的羌民风情为北川抹上一层迷人的色彩。

然而这个美丽的地方，却被汶川大地震无情地震碎。北川县紧邻汶川，2008 年 5 月 12 日的那一刻，山摇地动、天崩地裂，在地震中全县房屋严重倒塌，造成北川县死亡近 1 万人，灾区总共近 7 万人死亡，无数家庭破碎，亲人生离死别。地震发生后，党和政府全力投入抗震救灾，国家领导人不顾余震危险，在第一时间亲赴一线指挥，全国人民捐款捐物、群策群力帮助灾区，一方有难八方支援，就像大家庭一样温暖着受灾同胞。

被地震损毁的城市可以重建，被震裂的心灵伤口该如何弥合？根据世界卫生组织的调查显示，地震半年后将进入心理问题高发期，而在一年之内都是危险期，20% 的人可能出现严重心理疾病。党和政府非常重视心理灾难的预防，很多心理医疗工作者响应国家号召，奔赴灾区为灾民做震后心理危机干预的工作。

通过互联网，我跨越大半个中国的山山水水，访问虚拟世界里的北川，进入一个名叫"守望家园"的网上群落，与灾区同胞们进行了心灵接触。说明了来意，群主恋雨热情地接待了我，她是个年轻的成都女孩，"中国心·地震情"志愿者团队的组织者之一。

"这里都是北川同胞，很多在地震中失去了亲人，千万不要让他们回忆痛苦经历，以免心理二次受伤。"在与地震受灾同胞接触前，善良的恋雨对我叮咛又嘱咐。

"我会小心的，"我对她说道，"地震后遗症，不是简单遗忘就可以解决，人的大脑是一部运行中的思维机器，它的工作状态是不稳定的，自我调节维护非常重要，地震的惊恐不安和亲人的生离死别，会给经历者留下强烈的记忆伤迹，这些痛苦记忆和痛苦情绪最好先彻底地宣泄释放出来，再被遗忘才安全，否则即使表面上把它遗忘了，它也可能会影响我们思维系统的稳定性，导致心理免疫力的降低，不能承受工作和生活压力，无法摆脱痛苦的心境。"

群落里在线的人很多，恰逢一位中年朋友正在聊伤心事："地震中我失去的不只是亲人还有人生，我到现在还不能控制自己呀。"他的语气中透着哀伤。

"过去的就让它过去吧。"有一个人安慰道。

"谁都知道过去的就让它过去，但是有几个人能真的过得去？"他说，"我嘛，大家放心好啦，两年的摸爬滚打都过来了，还有什么过不了的，大家多帮助一下那些心理问题严重有自杀倾向的人，英雄的北川人民再也不能失去了！"

"对于记忆伤迹，一种态度是远离它遗忘它，将它永远地留在过去，让时间抚平心灵的创口，这固然是很好的，"我说，"但有一些人，他们无法摆脱伤痛记忆的困扰，带来压抑和痛苦心境，既然我们无法遗忘无法绕过，那么就必须面对它，通过宣泄来减弱痛苦记忆，减轻和消除它的影响。"

"痛苦的记忆，不会越回忆越痛苦吗？"一位群友问道。

"关键在于如何引导回忆，这需要原则和技巧，如果方法错误，确实会越回忆越痛苦，如果方法正确，就会起到宣泄减弱的作用。"

"我就是在地震后心理老出问题，每天什么也不想干，晚上睡觉总做噩梦。"一个名叫桑吉的羌族少年插话进来，登记资料显示他只有十九岁，我想像着在电脑屏幕那边，一张年轻光洁却表情忧郁的面孔。

"地震后遗症？什么情况呢？说说好吗？随意聊即可。"我和他说道。

"一般就是想以前的亲人，我的爸爸和妹妹，一睡觉就觉得他们在我身边叫我，我觉得他们并没有遇难，只是在远方的什么地方……"他喃喃地说道。

"现在妈妈再婚了，组建了新的家庭，我无法接受后爸，对这个家感觉非常陌生，更想以前的亲人了，我想离开这里去找回他们，"桑吉慢慢说着，"一空下来就想，越想越烦，心里越空虚，晚上睡不着，每天就想用烟和酒来麻醉自己。"

"我非常理解你，这种痛苦放在谁身上也会受不了的，我略懂一些心理学知识，希望可以帮助你减轻痛苦，那段经历我们可以从一开始回忆吗？我希望你把所有的感觉都描述出来。"

这是一个独立的心理创伤性经历，地震带来的惊恐和失去亲人的刺激，在他心里留下了强烈的阴影，以至于随时间的流逝也忘不掉，让他深陷其中无法摆脱，通过回忆触碰心灵的伤口必然是痛苦的，但它们就像脓包一样，如果得不到清理任其发炎，后果将更加严重。

我内心里告诫自己要遵守这样的原则：引导他从创伤经历的一开始回忆，鼓励他将所有的感觉描述出来，特别是得知亲人遇难的那一刻，对于他是最为震撼的，包含着最强烈的痛苦情绪，他当时是无法承受的，以致过去了很久都无法接受这个现实，这也是他现在痛苦的根源，我将一遍遍引导他刷新那段记忆，减弱其中的不安，将过于强烈的痛苦情绪释放出来。

"对楼房恐惧……哪里一动第一反映就是跑……当时地动山摇的，人站都站不稳，我只觉得我当时肯定完了……"他开始说话，有些前言不搭后语，表达也不连贯，可能因为那一刻是无比慌乱的，导致他的记忆和表达也很混乱。

"非常好，当时你在什么地方？你在做什么？周围都有什么人？"

"当时在学校，大家都惊慌地往楼下跑，操场上站满了人……"

"我们回忆爸爸和妹妹，以前全家在一起，怎么知道爸爸和妹妹出事的呢？"

回到得知失去亲人的那一瞬间，这是一个重点，那一刻的记忆有最大的情绪负荷需要释放，他开始沉默，我的心情也随着他的沉默而变得沉重。

"继续……我们回忆最初知道爸爸和妹妹遇难的时候，好吗？自然而然想到的都要说出来。"我以一个节奏催动他回忆，就像一个排水的水泵，保持节奏不要停止，不停地排水，否则痛苦的记忆积聚起来，会让他心情窒息。

"我联系不上他们了，非常非常担心，我在北川城里到处找，几天都没有合眼，当时到处都是废墟，下面压着人……不说了，烦。"桑吉说道。

"我在北川城里到处找几天都没有合眼，当时到处都是废墟……继续……"，我重复着他的话，强烈的记忆刺激，给回忆带来了阻力，我必须坚定地提示他，小心地让记忆运行下去，抚触那些痛苦。

"我不停地找，不停地找……盼望我的亲人会被救出来，但是7天过后，大家都哭了。"

我的眼泪也随着桑吉的叙述流出来，想象着那个少年，在灰蒙蒙的天空下，不顾房屋倒塌的危险，踩在残垣断壁的瓦砾之上，他发疯一样地扒啊挖啊，寻找失踪的爸爸和妹妹，那是怎样的勇敢怎样的焦急？

"当时有些焦虑过度，是吗？继续……"我小心地问着，一遍遍重复，帮助他触及那些刺激的记忆。

"都急死了，面部神经都出了问题，像是得了面瘫或者神经麻痹，从那时候一直到现在，我笑不出来也哭不出来……"

"非常好……我们再从一开始回忆，自然而然想到的都要说出来……"

我引导他重新经历，直到这个刺激性记忆被减弱，记忆内容被充分地整理。

桑吉陷入记忆中，不时咕哝出来一两句话，我能感觉到他的激动不安，那些记忆让他的声音变得颤抖，就这样我重复提示着，让他保

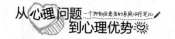
持与记忆的接触。

"我很想找个地方大叫一声，然后重新开始，"当这次回忆结束，桑吉的声音变得洪亮，"谢谢你关心我，肯听我诉说心事，心里感觉好过一些了，生活很现实，活着的人还要好好地活下去，不是吗？"

"你是爸爸的继承人，妹妹的哥哥，他们会希望你好好活下去，幸福地生活，从现在开始，你一定要振作起来，"我对他说。

和桑吉聊完，群主恋雨给我发送了一个窗口抖动："我们抗震救灾志愿者团队有位成员从北川回来后，就患上了抑郁症，你可以和她聊聊吗？"

"没问题。"我联系上了这位网名叫暖暖的女孩子。

"您好，听恋雨介绍，您有地震后遗症？有什么不舒服的感觉，说说好吗？"我问道。

"岂止有啊！现在都严重了。"暖暖发来一个大哭的表情，接着说，"昨天看见一个北川自杀者的遗书，我哭了一晚上，自从 5.12 后我就到了灾区，成为抗震救灾自愿者，回来后就无法摆脱负面情绪的困扰，有很长时间了，医生说就是抑郁症。"

"地震以前你的情况怎样？有抑郁的经历吗？"

"没有啊，"暖暖说，"以前没有，因为我性格比较开朗，爱唱爱跳的，我觉得主要原因是在灾区看到的血腥悲惨场面太多了，总萦绕在我的脑海里，回来后都不能正常睡觉，闭上眼睛大脑里都是。"

"我们可以从一开始回忆吗？我鼓励你描述感觉，当时在什么地方？你看到了什么？"

"无论眼睛睁着还是闭着，脑海里全部是一排排的尸体，特别是在……不要问了！我又哭起来了。"暖暖有些答非所问，看来那个场面很刺激，影响了她的正常表达，她在网络的那边啜泣起来。

"不要将心理压力都憋在心里，说出来就会好受很多，我们回忆当时的感觉……将悲伤情绪可以宣泄出来……"

"当时车子不能上山，因为最早只是民间救援的车子，机动车道非常狭窄，也没有人指挥疏通，车子全都堵在那里，我们和医药公司的人只好弃车步行，我提着馒头和口罩，她们提着消毒液，从山下往山上拿。"

"描述感觉，当时很焦急是吗？"

"是啊，不仅焦急，还堵得慌。最刺激的经历是在向峨中学救援……"她停顿下来。

"非常好，我们回到那个时刻，当时看到了什么，重新经历一下……"暖暖有很多不安的记忆，她的内心非常善良，成为自愿者参加救援行动，但灾区的惨烈程度超过了她的心理承受能力，我鼓励她描述印象最深的部分，通过一次次重新经历，释放和减弱记忆里的不安。

"刚到那个地方，还没来得及喘口气，我一回头，突然看到一长排尸体竟然就在我身后一米的地方，当时心口就像被榔头猛砸了一下，心脏都痛起来了，那一下的刺激永远难忘！"

"嗯，继续，还有什么……"我鼓励她回忆，要把那个印象中所有的内容都回忆出来。

"那些孩子有的头没有裹严，有的脚在外面，有的手里还握着笔……我憋得心口痛，特别是看到那些苍蝇叮咬孩子们的伤口……"。暖暖在那边又哭起来，这个场面确实很刺激，胆量大的男人恐怕都会觉得难以接受，何况一个女孩子。

"嗯，继续，所有的感觉都要描述出来，"我安慰着她，坚定地提示她，刺激的记忆，必须宣泄出来，减弱它们的影响。

暖暖的声音是激动的，那些经历留下的印象很强烈，在回忆一遍之后，我又要求她从头回忆，描述感觉，直到印象中的不安宣泄出来减弱为止。

"当时也太疲劳了，有时一天要跑几个灾区，可以说几乎累死。"暖暖说道，她已停止哭泣，情绪平稳了很多。"直到现在，都不知当时是怎样活过来的，说出来能好一些，很长时间，承受的压力和痛苦都没对任何人倾诉过。"

"我们这个周末，抗震救灾志愿者团队就有活动，去北川走访需要我们帮扶的贫困家庭，你能参加吗？"暖暖最后问我。

"我在黑龙江省，距离太远，"我说道，"地震后的心理危机救援是个长期的工作，不能仅靠心理医生，宣泄疏导的方法并不复杂，我们可以教会家庭成员，让妻子可以帮助丈夫，母亲可以帮助孩子，如果你们有网络心理辅导活动，我很愿意加入你们的团队，成为志愿者中的一员。"

我们相信并要做到重建地震后的北川小城，我们更要相信和做到重建地震后的健康心理。

除了直接战斗在一线的心理工作者之外，还要利用互联网，在这里建立广泛的心理救助网络，让灾区人民可以在志愿者正确指导下进行有效的心理救助和跟踪。同时引导每个家庭进行自救，就像当年姐姐帮助我一样。另外，志愿者的心理健康同样重要，而这一点往往被忽视，有些心理创伤可能会终身影响他和他们的亲人，所以，灾区人民和志愿者的心理救助刻不容缓。

二、那个摇头唱歌的神秘女人 ✎

有一天我的网络聊天室来了一位客人。她叫李兰，二十四岁，是位充满青春气息的小学语文老师，爱好文学创作，谈吐气质迷人。然而她现在却深深地陷在抑郁的情绪中，柳眉紧蹙，杏目含愁，美丽的睫毛上沾着泪花。

"在我的心里边住着一个恶魔，"她开门见山说道，却让我大吃一惊。

听她叙述原委，原来在六年前，小李老师还是一名高三学生的时候，由于学习紧张疲劳，精神压力太大，让她的心理出现了异常。

那是在临近高考前的一个夜晚，她在台灯下做题，强睁睡眼，疲惫朦胧，远处突然有模糊的歌声，飘飘渺渺传来，似曾相识，仿佛在梦里听过，让她心中一惊，不知道思维怎么就岔了路，有一个尖锐的念头闯进脑海攫取了她，一个疯狂摇头的长发女人的身影突然清晰地映在她的心上，让她一瞬间晕厥，心惊肉跳颤抖不已！

"我知道那只是一个想象，可是六年来我摆脱不了她，唉——"，小李老师叹口气说，"从那以后这个疯女人如影随形，让我夜不能寐、寝食难安，越是心情紧张的时候她就越会出现，疯狂地摇头和唱歌，占满了我的脑海，本来可以考个好的大学，却因为她我的成绩急转直下，只上了一所普通的师范院校。对她我既放不下也想不清楚，这会是怎么回事呢？"

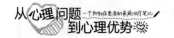

"一个摇头的疯女人，她可能很有深意，"我略作沉吟地回答。

"会有怎样的深意？我是着魔了吧？"小李老师问道，"我知道自己是强迫症，但吃了一年多的药没起一点作用，现在身体状况已经很虚弱很糟糕，常常精神恍惚，思维僵化得像石头，我越来越不知道自己是谁，我害怕迷失自己，害怕自己变成她……"

小李低下头，小声啜泣起来。

"你不用担心，世界上没有鬼怪的，她不可能来自别处，只能来自于你的心里，"我安慰她道，"在你的内心深处潜藏着一种不安，它是什么，是你和我都不知道的，甚至无法预料到的，我们现在需要打开一扇门，进入内心世界将它找出来，我们要发现描述什么可以缓解难受和不安，那或许就是她存在的原因。"

"我该怎样配合你呢？"李兰抬起头看我一眼，略带疑虑地说。

"打开你的心门，保持心灵的畅通，你要闭上眼睛进行，我提出问题，你回答我即可，不要紧张，只是网友间的寻常聊天而已，我鼓励你描述感觉，将自然而然想到的都说出来，特别是下意识想到的，我们先从回忆第一次发病说起吧，那段时间精神压力很大是吗？从一开始回忆。"

"我开始发病的时候是在高三，那时候大家学习都非常努力，我起早贪黑拼命地学，要让自己的成绩再提高一点，一定要进前几名，那段时间很疲劳很烦闷，有一天我忽然觉得特别烦，压力大得莫名其妙，我在凳子上都坐不住了，想往教室外面跑，我使劲搬凳子，想让自己坐得安稳些……"

"嗯，请继续说。"当看到李兰停顿下来，我立刻鼓励她道。她似乎陷入一种犹豫，因为那种烦恼的感觉千头万绪，不知道该如何表达，我必须表现出倾听的热情，让她感觉到我愿意与她分担心理压力，是个可以倾诉烦恼、分担忧愁的朋友。

"可是不行，即使那样我也坐不住，我非得站起来做点别的事情才可以，比如拿杯子去接水，必须得动一动，那个环境让我压抑，憋闷得喘不过气，我觉得老师、同学、教室都很陌生，我头一次有这样奇怪的感觉。"

"非常好，继续，"，我不用多说什么，只要她沉浸在记忆里，那么这个进程就是对的，让她自然而然地将回忆运行下去，鼓励她将所有的感觉都描述出来。

"我感觉到自己不对劲了，我发现自己有些失去控制，我感到很担心，从来没遇到过这种情况，只好安慰自己，担心是多余的，过去就好了。就在那天晚上，我像平常一样在灯下做题，天气很燥热，我不停地出汗，感到自己很恍惚，比往常更难集中注意力，这时街上传来飘渺的歌声，那个声音就像勾走了我的魂儿，我心里紧绷的那根弦突然断了。"

"嗯，继续，停留在那一刻，描述感觉，所有的都要描述出来。"

"我心里边突然出现了一个画面，一个黑衣长发女人闯了进来，她不停地左摇右摆，吸引着我，我感到一种莫名的兴奋，又极度的不安，突然就陷进去出不来了，她紧紧攥住我的心。"

"嗯，继续，这个黑衣女人长什么样子？体会一下。"我搭着话，她现在已经进入表达的状态，打开了话匣子。

"头发很长，一袭黑衣，面目模糊，我想不清楚，动作是左右摇摆……然后我满脑子就都是兴奋和不安，再也无法安心学习了，我感到非常怕，害怕彻底失去控制，从那儿以后变得特别敏感，每当集中注意力学习的时候，那个歌声就会出现，分散我的注意力，我就会陷入那种既兴奋又不安的感觉中，莫名其妙的恐慌，那个疯狂摇头的黑衣女人也会出来，赶也赶不走，受她的干扰我根本就无法思考，非常难受，这简直就像一个梦魇一样。"

"嗯，继续，在你的想象中，她在想什么？她要做什么？"在焦虑的迷雾上清晰地出现了一个身影，我现在要帮助李兰不断地去接近她。

"她只是在疯狂的摇头，没有说话，像电视上演的那种舞池里疯狂摇头的女人，她总在我做题的时候就开始自己的动作，要引起我的注意。"

"可以猜测一下她的想法吗？想到什么就可以说出来。"

"她想让我重视她……她想让我喜欢她，"李兰顿了一下，表情有些困窘，"这个想法有些变态。"

"非常好，我鼓励你用最自由的状态描述那个感觉，哪怕是非常不合理的想法，自然而然想到的就要说出来，这个经历我们再重新回忆一下。"我鼓励她重新挖掘记忆，这样有利于找出更多的内容和感觉。

"脑海里就像有一个播放器在播，那个歌声，让我莫名其妙地兴奋，莫名其妙地的不安，它好像是在唱，心是透明的，它就循环地播放，那个黑衣女人不停地摇头，让我崩溃……"

听着李兰的描述，我的脑海中出现了奇妙的想象，仿佛进入她的内心世界。我奔跑在月光下的街道，周围空旷旷的，一个人也没有，神秘的歌声响起，在月夜里回荡，弥满着所有的空间……它是那样的尖锐，刺穿我的耳鼓，一个黑衣女人出现在街头，在月光下随歌声起舞，她带着神秘的面具，隐藏着她的面目，仿佛从古到今她就在这里，亘古不变……

"以前有过类似的印象，或者类似的感觉吗？你和爸爸妈妈的关系怎样？他们给你压力吗？"我把自己从想象中拉回来，那个黑衣女人是谁？为何李兰会遭遇这样奇怪的困扰？我感到千头万绪，一时毫无线索，而孩子与父母的关系是非常重要的，因为他们对孩子影响最大，我希望从中能有所发现。

"压力当然是非常大的，不止来自于父母，也来自于同学、邻居，我害怕高考考不好，成绩差被别人笑话，以前有没有过类似的感觉，让我想一想……"

李兰陷入漫无边际的沉思与回忆，比较那种难受的感觉与哪些记忆有相似之处可以匹配？

"所有的感觉都可以说吗？"她似乎有些感触，想到了什么。

"是的，包括不合理的，看似无关的感觉和想法，只要自然而然想到的都可以说出来。"

"我想到了妈妈，不知道为什么，在这个黑衣女人的身上有一点妈妈的感觉。"

"非常好，有什么地方相似呢？"

"声音，女人的声音，那种兴奋又不安的感觉，而那个声音似乎再熟悉不过，好像是妈妈的……"

"嗯，继续体会，那种兴奋不安，感觉她像是在说什么呢？"

"我不知道，我可以随意想到什么都说出来吗？"

"当然，你自然而然想到的，无论什么都可以，我们要发现描述什么感觉才可以缓解你的焦虑。"

我们面对的是一个谜，虽然李兰已经被它困扰了好几年，自己也思考了无数遍，但因为这个感觉是烦躁难受的，所以她自己只能停留在表面，停留在最初得病的起因，停留在那歌声与黑衣女人身上，而无法深入去探索它，我希望能够帮助她从容面对这种感觉，从而有新的发现。

"那好像是另外一个世界的感觉……我感到害怕……"她喃喃说道。

"非常好，继续，害怕什么呢？"我也很期待这个谜的谜底，虽然我知道，这些联想可能是非常散乱的，有她自己才能领会的变形和转换，在外人看来没有多少内在的逻辑性，无法理解甚至是料想不到的。但只要她自己能感到放松就是有效的宣泄，充分面对这些不安的想象，将所有的感觉都描述出来，也会起到脱敏的作用，可以减轻内心顽固的恐惧感。

"我尝试和她对话，好像越体会她就越不害怕她了，我可以把注意力集中在她上面。"李兰的语气很缓慢，一开始的焦虑感减轻了，多了一份专注。

"很好，继续，描述感觉，无论想到什么都可以说出来。"我鼓励她最自由地描述，甚至胡言乱语都可以，这就像要钻进一座没有门和窗的房间，我们不得不从上下左右任何一个方向寻找通道，进行充分地尝试。

"她的意图，是吸引我的注意力，让我关注她，不让我把考试看得那么重要。"

"非常好，继续，还有什么？"

"原来她不是来害我的，她是好心的或许，可能方式不对但心是好的，可能我以前误会她了……"李兰胡乱地说着这些话。

"嗯，继续。"虽然这些话语可能毫无意义，但基于此她能与内心的恐惧不安充分接触和体会，去尝试整理和调节它。

"脑袋里有感觉了，好像石头在慢慢瓦解，"李兰说道，她思索着，好像触动到了什么奇特的感觉，"她的真相被我知道了，我体会到了特殊的感觉，原来她是好人呀。"

"重复：原来她是好人啊，继续……"

"对不起，原来你是好人，"李兰说，"重复这些，我大脑里的石块有迅速瓦解的感觉。"

"非常好，继续，描述感觉，还有什么呢？"

"嗯，我误会你了——我想对她说的话，虽然你表面上很恐怖，可是心却不是坏的。"

"嗯，继续，"我继续鼓励她在最自由的状态下描述感觉。

"我对她说对不起的时候，脑袋感觉特别强烈，全身的紧张感都要释放出来……"

"重复说对不起……重复……"

"对不起……对不起……对不起……我知道错了，误会你了，我知道你是好心，行了吗？你别不罢休，"李兰重复着，陷入沉思中说，"心里有对话感，很奇怪，重复这些，我心情很舒服很解痒，焦虑在消散！"

为什么李兰重复这些话会感到焦虑缓解了呢？我一边引导她，一边思考这个问题。

或许因为她长期害怕这个黑衣女人，把她当作敌人般看待，而这次我们充分与这个意象接触，与之对话。她发现自己除了选择与她敌

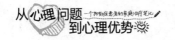

对，其实也可以选择与她和解，这样解除了自身的危险，所以将紧张感释放出来，当然，或许也可能是别的更深层原因。

"嗯，非常好，继续……"

"她有点纠缠我的感觉……这个感觉很像是妈妈，妈妈对我总是很严厉，我想对她说：行了吧？你还想怎样？……"

"我让你记着，这是教训……她好像在表达，还是那种对话感……我全身都有感觉，压力在释放，紧张在瓦解，心里很解痒。"

"我们今天的回忆到此为止，现在我们从过去回到现实生活中来，你今天早晨几点起床的？"转眼之间已经过去了一个半小时，这种不停地回忆和诉说也是很累的，我决定结束这次谈话。

"九点半左右。"

"上午都做了什么？"

"做家务、洗头发。"

"现在和我一起数7个数，1、2、3、4、5、6、7，然后一起拍下巴掌，结束回忆，你将感到轻松愉快，一切都会好起来。"

"1、2、3、4、5、6、7"（啪！）

"您刚才是不是给我催眠了？"结束了回忆，李兰兴奋地说到。她美丽的大眼睛里又充满了神采，表情生动，焕发了青春活力，与两个小时前那个焦虑愁苦的姑娘已判若两人。"我刚才与你尽情地谈，心底的很多精神压力都被释放出来了，现在感觉很舒服。"

"你做的很好，下次我们继续好好进行，不可能一两次就解决问题，进行的次数越多，我们对自己才会了解越多，对烦恼产生的原因才会看得越清楚。每一个烦恼背后都是有原因的，往往都与记忆有关联，我们还有很多东西需要挖掘，比如那个疯狂摇头的黑衣女人形象来自于哪里，我们还没有找到。"

"刚才与她重复对话的时候，我太投入了，以至于没有来得及跟您说，"李兰莞尔一笑，轻柔地说，"我想我已确认了她，那是很早以前电视上的一个镜头，舞姿和音乐曾给我深深的震撼，但时间久了我有些忘记了，在第一次焦虑发作的时候，或许因为那种奇特的兴奋不安与这个片段产生了关联，导致后来每次发作我都会条件反射般想起她。"

后 记

这是整理了与李兰两次聊天的记录，浓缩为一篇故事。李兰的父亲是个迷恋网络的老网虫，每天回家第一件事就是将李兰拉下网，自己独霸电脑查股票和玩游戏，以致李兰没有安稳的上网时间，使得我们的聊天无法接续下去，而这种心理疗法若想效果稳定，需要足够多的次数和时间。后来她去了一家医院住院治疗，回来后告诉我效果不好，"吃药没有感觉，停药也没有感觉，"她要和父亲力争上网时间，坚持进行我们的"心理按摩"。

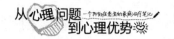

三、天上地下无所不在的魔眼

"我练过掷铅球、铁饼，也练过举重，参加的体育比赛成绩都不错，曾经的理想是成为一名运动员。"来到我的网络聊天室的是一位二十几岁的姑娘，名叫陈欣。

她身材高大、虎背熊腰，身体比我还要壮实，面貌很好看，然而她的眼神却是怯生生的，表情有些扭捏羞涩，说话时声音很低，显得心情很紧张，仿佛有某种巨大的恐惧正在努力克服。

原来她患社交恐惧症已经八年了，害怕与陌生人接触，平时总是觉得有一双眼睛在盯视她，这双眼睛充满了愤怒和威吓，无所不在又摆脱不掉，让她时刻感到焦虑不安无所适从。

我看着眼前这位身体与胆量不般配的姑娘，脑海中浮现出童话《绿野仙踪》里那头寻找勇气的狮子的形象。

"不要紧张，放松一些，我略懂心理治疗方法，或许可以帮助你减轻不舒服，解除烦恼。我们会在记忆里发现某种感觉，反复体会它可以缓解紧张焦虑，我们就像朋友之间那样随意地聊聊天，你无论想到什么，自然而然说出来即可，"我向她微笑道，"闭上眼睛，我们回到最开始得病的时候好吗？从一开始回忆，所有的感觉都要描述出来，那是在什么时候，什么样的环境？"

"我记得第一次得病，那是初二刚结束暑假，大概是八月份，就要上初三了"，陈欣闭上眼睛，进入了回忆，"我在校队练掷铁饼，那次准备下楼去练习……"

陈欣的声音变得低沉，越来越小，似乎一触及那段回忆就说不下去了。

"非常好，当时发生什么事情了呢？"我连忙鼓励她，尽量表现出我的热忱，用行动告诉她还有一个人愿意分担她的烦恼，与她一起探索内心的困惑和秘密。

"当时我们班一个平时和我挺好的男生，他看着我，我感觉他一直盯着我，我赶紧下楼去锻炼，我站在操场上，他还在看着我，我一抬头就看到他了。"

"这不是很正常吗？接下来怎样了呢？"

"我突然感觉特别特别的害怕，我不知道自己怎么了，那一刻就像了魔咒。"陈欣说到这里声音有点颤抖地继续说："动，也不是，不动，也不是，我觉得浑身不舒服。"

"嗯，以前有过害怕男生的经历吗？"

"以前我不是那么怕男生的，只是对男生感觉有点模糊，我无法定义男生。"陈欣很怪异地说。什么是无法定义男生？这样的表达或许只有她自己可以理解吧。

"后来怎样了呢？"我问道。

"那天，我以为就这样过去了，没有怎么放在心上，可没想到，从此这种情况变得一发不可收拾，"她回答，"从那天开始我就觉得，男生看着我，就是看出我的紧张，看出我很多毛病，是的，我觉得男生都在鄙视我，我摆脱不掉这些想法，开始紧张得受不了。"

"嗯，请继续，描述感觉……"

"我觉得自己很懦弱,"陈欣的声音又变得很小,"我不漂亮,还练体育,那么强壮,男生就更鄙视我了……觉得我就是那样一个人,一个有问题的人。"

"嗯,后来呢,情况变得怎样了?"

"后来,我觉得我得了怪病,只要一进教室就浑身不自在,觉得那个男生在看着我,我坐在座位上,就一直想,"陈欣继续说道,"那个男生,是不是在盯着我看呢,万一他看着我,看到我这么紧张,我该怎么办呢?"

"你很敏感……继续描述感觉。"

"后来,我就偷偷看他的眼睛……我看到他的眼睛眨得很奇怪,我就研究他的眼睛。"

"他的眼睛,有怎样的奇怪呢?"

"和别人的不一样,就是那种感觉,我说不上来,"陈欣脸上出现一种恍然若思的表情。

"非常好,继续。"我鼓励她继续回忆。

"后来我就一直注意别人的眼睛,一直研究别人的眼睛,我老是分心,一直觉得身后有一双眼睛盯着我,我走到哪里它跟到哪里,我摆脱不掉它,"陈欣露出痛苦的表情,"从初三到高三,就这样熬过来了,上了大学以后,症状泛化了,那双眼睛安在了我的心里,我彻底躲避不开了!它像随时会加害我似的,我坐立不安,提心吊胆,身体发抖,时刻都怕得要死。"

"很害怕……我们回忆一下小的时候,有没有比较早的类似的事情?"

"我从小就很自卑,不自信,"陈欣在努力地回忆,"我六岁和父母从乡下来到城市，我觉得我融入不了城市生活，总觉得自己还是一个乡下人。记得第一次和城里邻居说话，她问我你妈妈呢，因为不会说普通话，我就用乡下土话回答了，结果所有人都笑了，爸爸、哥哥都笑话我，这么简单的话你都不会说，我当时无地自容，很难过很不舒服，这个事情印象深刻，这或许就是我自卑的源头吧。"

"我们好好回忆一下，还有更早的类似的印象吗？"

"我暂时想不出来什么。"

"那我们回到第一次发病，从一开始重新回忆一下好吗？所有的感觉都要描述出来，我们回忆那位男生，回忆那双眼睛，你害怕什么？自然而然想到什么呢？"我希望通过引导陈欣描述感觉，能够发现什么，将焦虑不安的情绪宣泄出来。

"那男生盯着我……"陈欣很投入地回忆，以前还没有人像我这样深入地与她一起关心这双眼睛，尽管她看过无数的医生，可他们都告诉她不要理会它。"他的眼睛眨着，很奇怪地眨着，好像在变，那双眼睛在变！"

"想想那双眼睛和他的表情，可能透漏出他怎样的情绪呢？"我语气平稳地说。这时候一定要有耐心，要将我的信心传递给她，让她专心回忆并描述感觉。

"我想到什么就可以说是吗？"

"是的，自然而然想到的感觉。"

"我感觉他变了，变得很焦虑、很不安、很懦弱，"陈欣继续深度地体会，"我感觉他变得很像我自己，一样的懦弱不安，一样的痛苦，是的，很像我自己。"

谈话似乎陷入了僵局，下一步该怎么办呢？在陈欣的体会中，那双魔眼似乎很空洞，背后没有人，没有急切的内容，她竟然从中看到了自己。

我鼓励她大胆去接触内心的恐惧，最自由地描述和体会，即便不能很快就出现突破性进展，至少会起到一定的脱敏作用，我决定坚持下来。

"在那双眼睛注视下，我们自己发生了什么变化呢？描述感觉。"

"我觉得自己的丑态全部暴露了，是的，我觉得他看穿我了。"

"非常好，重新回忆一下，所有的感觉都要描述出来。"

"我觉得自己是卑鄙的人，觉得自己没有资格享受任何东西，我的内心是丑陋的，肮脏的，我觉得自己每一个动作都可以害到人，影响别人。"陈欣说道，她的表情生动起来，有大量的回忆和感觉出现在她的脑海。

"继续，描述感觉。"我皱起了眉头，陈欣是个很单纯很善良的女孩子，究竟是什么原因，让她在那双眼睛的注视下，内心涌起这些乱七八糟的想法？以为自己是个无恶不作的坏孩子呢？

"我要告诉所有人，我没有准备害你们，"陈欣进入了很深的回忆，在挣扎中说道。

听着她的讲述，我竭力要进入她的内心世界，脑海中竟然出现这样一幅奇怪的图画：眼前仿佛出现了一个巨大的漩涡，在轰隆隆的水声中，一只巨大的眼睛浮现出来，它鼓凸着，像是用青铜铸成的，放着凶光，如同一个远古部落的图腾神灵……

"我只是为了证明自己，没有准备害他们，我想证明自己不是坏人，我觉得我想到处解释。"陈欣的情绪变得很激动，为自己辩解，滔滔不绝，这些都是多年来压抑在她心中的焦虑，一个好孩子和坏孩子的战争。

"非常好，继续，自然而然想到的都要描述出来，"我从恐怖的想象中将自己拉回到现实，竭力控制自己要做到心静如水。令陈欣害怕的念头并不是她自己真心的想法，她都不敢想象自己会去害人，那种感觉就像是外来的，是强加给她的，我鼓励她自然而然地描述感觉，有利于她认识到这一点，从而减轻内疚感与负罪感。如果幸运的话，我希望我们能发现一个具体的词汇或一句话，能进一步缓解她的焦虑，甚至发现更多。

"嗯，很好，想到处去解释，继续……"

"后来别人一难过了，我就觉得是我害的，就想和我是不是有关系，就想告诉她，我不是有意的，是我不小心做错了，我想到处去解释。"陈欣停顿下来，体会着那些困惑，然后发现了什么似地说："我想到我哥哥了，我突然觉得这和我哥哥有关系。"

"嗯……与他有什么关系呢？"

"我在家的时候，他不允许我发出一点声音，我从小一直都很乖，但是他一直不喜欢我。记得有一次，我走到他面前，他故意伸出脚来，想要把我绊倒。"

"你觉得他很坏吗？你害怕的那个眼神，可能与他有什么关系？"

"我觉得他非常非常坏，他对我做了太多的错事，我一到家就崩溃。"

"描述感觉，从一开始回忆好吗？有比较早的类似的经历吗？"

为什么陈欣突然想到了自己的哥哥？既然她对此有感觉，我想其中一定有什么道理，或许这其中的关联只有她自己能理解，但我不应该放过这个线索，我鼓励她最自由地描述感觉，至少这样做或许可以帮她释放一些痛苦情绪。

"是的，我小的时候很懂事，看到别人都打招呼，后来不知道什么原因，看到人都不说话了，那些阿姨都说我变了，我想，可能因为小时候我被哥哥打了生闷气，从那以后性格就孤僻了。"

"我们可以回忆一个比较早的挨哥哥打的经历吗？"我脑海中有火花闪过，她心中自以为是的那个坏孩子，那些好孩子坏孩子的争辩，是否会与她哥哥有关系呢？有一些想法飞速地在我大脑里成形，当然还只是猜测。

"那样的事情太多了，他总是打我，让我变得畏畏缩缩，不敢表现自己，觉得自己在家里就是个影子。有一次他不让我吃饭，我就叫我妈妈，我妈妈就训他，说你真是个坏孩子，怎么这么坏这么自私，饭都不让妹妹吃，我哥哥就顶嘴，他很能顶嘴呢。"

"那个令人害怕的眼神，与哥哥可能有关系吗？"

"这个我不太清楚，应该不是他的，只是细想眼神的时候，会想到让我恐怖的东西，就是我哥哥，让我毛孔悚然，他想把我掐死，就是那种杀人犯的眼神。"

陈欣的话有些语无伦次，她的意思应该是从形状来看，那双眼睛不是哥哥的，但从害怕感来看，那双眼睛中透出的恐怖却是哥哥的，这意味着什么呢？

"重复说：你是一个坏孩子，有没有更早的类似印象？"

"没有，"陈欣仔细想了一下，"我还是没有想起什么。"

"那咱们回到焦虑最严重的时候，那是在什么时期，回忆一下好吗？"虽然寻找极早期的不舒服印象很重要，但陈欣一时回忆不起来什么，所以我鼓励她继续回忆，那里一定有很多的痛苦情绪需要释放。

"那就是在上大学的时候，我坐立不安，没法和人对视，在别人面前跟做贼似的，我老是发抖，怕别人看出我发抖，在食堂吃饭的时候，吃不下去，其他人都有说有笑，但我笑不出来，有一个东西拦着我，压抑着我，不让我笑，我笑不出来。"

"非常好，继续描述感觉。"我鼓励着她，这次聊天已经进行了一个半小时，她已不是刚进来时那只拘谨的小猫，而是打开了话匣子，尽情地诉说着她的焦虑和压抑。

"我怕我开心了，一会儿马上就有坏事发生，我笑到一半的时候，一个男生就会嘲笑我，我周围的女生也会，他们都嘲笑我你怎么那么脏那么丑啊！所以我不能笑，我要显得自己很丑，丑人要有丑样。"

"非常好，继续，还有什么。"

"我觉得他看穿我了，看出了丑陋的东西，我被他控制了，必须按他说的做，他鄙视我了，我就得鄙视自己，他在笑话我。"陈欣陷入了体会之中。

"嗯，继续，描述当时的感觉。"

"想象的也可以说吗？"

"当然，自然而然想到的，无论什么都可以。"

"我觉得我现在脑海里的东西，就是两个人，一个在求饶，一个飞在天上看着求饶的人。飞在天上的那个人，像恶魔，俯视着一切，底下的那个人一直在求饶，但他们好像都是我自己。"陈欣体会着，描述着心中的感觉。

"体会一下那个感觉，是否可能与'你看看你……'这类的话语，或者说类似的想法有关系呢？"我启发着她，或许那双眼睛的产生与看这个动词有关系？

"你看看你，那么丑……你看看你，那个德性……你看看你……"
陈欣喃喃着说，注意力被吸引过来，"可能有关系……"

"嗯，我们继续体会……"我观察着她。

"我想一下，我觉得有关系，"原地转圈的焦虑似乎终止了，"你
看看你，自己那么丑，还在那里讲话，你看看你，那么脏，是的！就
是这样！当他的眼睛看着我，我脑海里立刻蹦出的就是'你看看你'
这个念头，让我突然间变得很紧张！"

"非常好，继续，还有什么。"

"我都是在怪自己，我从来没怪过别人，我承认自己的错，每次
都是自我反省"，陈欣恍然大悟般继续说道，"就是因为'你看看你'，
我心里边有两个人，一个在天上飞，一个在地下求饶，他们都是我自
己，正是因为'自己看自己'，所以出现两个我！"

"嗯……继续……"

"太对了，让我焦虑的不是眼睛，而是'你看看你'这个想法，
真的是自己在看自己了"，陈欣体会着说，"你看看你，这么脏这么
丑，生来就不是好东西……你这么坏，会害死别人的……脑海中自然
地出现这些想法，我觉得他们在打架。不是你死就是我活。"

"重复说'你看看你'，继续，所有的感觉都要描述出来"。

"自己生来是个不好的东西，生病后我经常觉得自己脏，"陈欣
说，"重复这些，我感到心里压力减轻了很多，焦虑感迅速消失了。
可是我很善良，也很爱干净，为什么我的脑海里进入了这么多乱七八
糟的想法，让我这么害怕和恐惧呢？"

"这个原因我无法解释，更不能随意猜测，最大的困难是它如何
被置入你心灵的，有人提出胎儿期、出生期心灵伤迹的假设，但尚未

被验证。"我和她结束回忆，引导她回到现在后对她说到："导致你八年社交焦虑的，是一种极度不安的感觉，它的内容似乎是严厉、愤怒的训斥，在我的想象中，它像是你妈妈在训斥哥哥，'你看看你、丑、脏'等等，它衍生出了那双无所不在的魔眼，并且让你一进入那个感觉就会极度不舒服，我希望通过坚持进行，我们能够不断有新的发现，去面对和触及这些内心的恐惧。最自由的描述会减轻害怕感，也会起到脱敏的作用，要有信心这个情况一定会改善的，一定可以走出来。"

后 记

与陈欣的这次聊天是在一个冬天的下午，当时窗外天气阴霾，下着大雪。半个月后她告诉我她的社交恐惧已经明显减轻，自己的功劳也很大，因为她充分领悟了机械自助调节方法，面对和接纳那些不安，帮助她宣泄和缓解了很多心理压力，到了花红柳绿的夏天，她说自己已经彻底好了，不仅不再怕男生的眼睛，而且正在甜蜜地谈恋爱，很快乐很幸福很自信，而在几年后的一次交流中，她说自己生活中又遇到一些打击，感到有些焦虑，我祝福她能通过心理调节走出来。

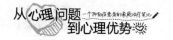

四、被性梦缠绕的纯洁女白领

她很美。如云的长发，窈窕的身资，白皙的皮肤，靓丽的面孔，衬托出她的高雅气质，就像一朵纯洁的百合。当她款款走进我的网络聊天室，从我的眼睛到我的心，都不由得发出由衷地赞叹，然而她仿佛是一朵含泪带雨的花，在那忧郁的眼神中，我看到了她的心事和忧伤。

"我有什么可以帮助您吗？"我向她微笑道。

"听说你在做特异心理研究，要找出澎湃心潮下暗藏的潜流，"她抑扬顿挫地说，声音很是好听。"我患一种心理上的绝症很多年了，这种病很蹊跷很特异，对于治愈它已经不抱希望，但我想找一个陌生人说一说，就当给你出个难题，为你的研究做一次献身吧。"

"哦，我很欢迎，您有怎样的心事呢？"这样一个纯洁如天使般的美女，我猜不透她会被怎样的绝症困囿，她看起来如此超凡出尘、完美无暇，是造物主的宠爱，本来就该无忧无虑、高高在上，不该被痛苦、忧虑、绝望所环绕。

"我叫袁梦，在一家外企公司上班，从小学到大学，我一路走来很顺利，周围的人也都很喜欢我，他们只看到我外表上的恬美安静，却不知道我内心里在喊着救命，有着怎样的狂乱，我的心理疾病愈演愈烈，以致要到失控的地步，尽管家人曾陪我到处治疗，我却从来没和任何人说过真正的烦恼，我无法说出口。"她向我娓娓道来。

"心理疾病千奇百怪，我见过很多离奇的案例，有的总在忧虑自己的两腿不一般长，有的不停地担心自己牙齿上有个大窟窿，这些本质都是强迫焦虑，每位患者都是无辜的受害者。您尽可无可不言、言无不尽，或许我可以帮助你找到心底激流的阀门，潜下去关掉它。您的烦恼是什么呢？从什么时候开始的？"我对她说。

"说来难以启齿，我总是被一些与各种人做爱的念头缠绕，乱七八糟摆脱不掉，它们不分场合和地点，时时刻刻干扰着我正常的思维现在我的大脑里越来越混乱，犹如被窒息一样痛苦，尽管我还是一个处女。"

"我们回忆一下最初发病，那是在什么时候？有什么诱因呢？"

"最早开始应该是在高一，有个英语老师，我很尊敬他，我在早自习上课的时候写情书，被他逮着了，他看了我的情书，把我叫到外面，告诉我不要贪图一时的快感，要好好学习。"

"他的态度怎样？你觉得可以接受吗？"我问道。

"当时就觉得老师说的对，我要好好学习，不要早恋。老师让我下午去他宿舍，我没多想就去了，"袁梦说道，"我是带着很崇敬的心情去的，不过到了门口，我本能地站在门口不往里走，他想把我拉进去。"

"接下来怎么样了呢？"

"我就站在那里和老师对话，他问我一些事情，好像是学习上的，又问了我喜欢的那个男生的一些事情，说我们两个男才女貌很般配……"

"你是怎样回答的？"早恋不是什么见不得人的事，哪个少女不怀春？哪个少年不钟情？我想起歌德的诗句……

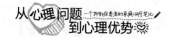
"我向老师保证，一定会放弃这段感情，全心投入学习。老师他不相信，我就开玩笑地说，你要不相信那咱们打赌，然后我就做了个拉钩的动作，不想老师把我的手拉了过去，他开始摸我的手，抓住不放并开始往上摸，我感觉有点不对劲了，莫名地感到恐慌害怕，然后我告诉他，要上课了，就挣脱跑掉了。"

"后来怎样？就是从发生这件事情之后开始得病的吗？"我问道。

"其实也没什么，他之后也没有再骚扰我，可是当时对我影响很大，我感觉特别羞辱，我回到教室就趴在课桌上哭了，我感觉特别的不舒服，他不该碰我，我是非常保守的。从那以后我就开始郁闷，乱七八糟的想法不受控制地多了起来。"说到这里她哭了。

在我心里闪现这样的场景，光线阴暗的宿舍，一位神情诡异的男老师与美丽的女学生拉钩，仿佛在约定一生的秘密，抚摸真的发生过吗？是男老师心怀卑鄙的念想别有企图？或一时冲动控制不住？还是女学生由于敏感理解错误或者想多了呢？

"有没有比较早的类似的情况？小的时候，有没有过类似的害怕的感觉呢？"这个事件是一个诱因，但它不足以让人长期困扰，我引导她往前回忆，看看能否发现什么。

"我从小就比较敏感，爸爸就从没牵过我的手，"袁梦止住哭泣回忆道，"我记得五六岁吧，那是过年的前一天，我睡得迷迷糊糊的，哥哥的手伸进我的被子摸我，持续了很长时间，我吓得大气都不敢出。"

"非常好，继续，还有比较早的类似情况吗？"爱抚一个小孩子是很正常的行为，她的敏感背后隐藏着什么呢？特别是我注意到她说爸爸从没牵过她的手。

"小时候还有一次，一个亲戚家的哥哥来我家里，他跟我一边玩积木，一边摸我，那个印象简直太清晰了。"

"描述感觉，害怕什么，自然而然想到的……"我鼓励她说下去，那些各种各样的念头必须尽情倒出来，唯此才可以减轻她的精神压力。

"摸我的时候我感觉呼吸不上来。还有一个哥哥，比我大一点，曾经把我带到他的家里……做成人游戏。"袁梦在努力回忆小的时候。

"成人游戏……怎样的成人游戏？"

"就是褪去裤子，屁股对着，'啪碰'一下然后分开，那时还小都不懂。"

"对性有一种异样感，是吗？我们从一开始回忆，"她被一些有关性的念头纠缠，沉迷其中不能自拔，我小心翼翼地提起话题，寻找线索。

"嗯，是的，从小就有，我回忆它们时脑子有点懵，不知道该说什么了。"

"描述那种感觉，所有的都要描述出来，自然而然想到的。"

"从小到大都是这样，我没有摆脱掉，"袁梦继续说道，"有许多和不同的男人在一张床上的想象……"她的声音像梦呓一样飘渺。

"嗯，继续，描述感觉……想象那些男人，他们有怎样的情绪？他们想要表达什么？"我启发着她，希望建立她与意象之间的对话，进一步找到更多的感觉。

"我对他们没有感觉，完全没有，就是无法摆脱性的念头，这些肮脏的念头，感觉自己简直糟糕透顶，没有一个女人会和我类似，"袁梦的脸上露出无奈的表情，继续说道，"别人都应该唾弃我、辱骂

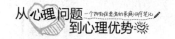
我、鄙视我甚至打我，他们应该看不起我。"

"继续……"我鼓励她想到什么都可以说出来，这些感觉带给袁梦很大的精神压力，这些念头太匪夷所思莫名其妙了，她不可能对同事甚至对家人诉说，一直憋在心里会更压抑，而我现在鼓励她将所有的感觉彻底地说出来，给郁闷高压的心灵一个减压的通道。

"我好想把我以前所有的龌龊想法都说出来……我甚至做梦感觉父亲也对我做了不好的事情，醒来对他发脾气，认为他不好。"她说道。

"可以描述这个梦吗？我想听你说这个梦，梦里父亲说了什么？做了什么？"与父亲或者母亲的关系是非常重要的，这必须当做一个重点。

"好像没有说话，我醒来后特别的害怕，特别的害怕。"她露出恐惧的表情，似乎深深地触碰到什么，"我甚至怀疑他真的那样子摸过我，会不会在我很小的时候那样子摸过。"

"非常好，继续，所有的感觉都要描述出来。"我感觉自己像个机器人机械地重复单调的话语，不动声色，除了适度的关切，或者适时引导她的回忆没有任何多余的东西，即便她的表述很凌乱也不多做干预，这样可以让袁梦专心地沉浸在记忆里描述感觉，将不安诉说出来。

"那样的性梦经常是和家人有关，不是哥哥就是父亲，这样的梦还总是摆脱不掉。"袁梦陷入一种深度苦恼的情绪中，"所以，我经常会对他们发脾气。"

"对他们发脾气，继续，脑海中出现的念头就说出来。"我引导着她继续体验感觉，这些想法是她一直郁闷在心底，从没对别人说起的，宣泄出来对缓解心理压力会有好处。

"我小时候的照片，大约 12 岁左右吧，都是愁眉苦脸的，看上去很焦虑，感觉他们都不好，常常自己一个人躲在角落吃饭，绝不会和别人一起，特别是男人。"

"为什么？害怕什么呢？"我倾听着，试图寻找更多的线索。

"和他们在一起就焦虑，自己一个人，才觉得安全自由。亲戚们和家人都知道我这个特点。"

"和他们在一起，会有怎样的不安全感呢？"

"恐慌，人那么多，害怕他们对我有所侵害吧。"

"描述具体的感觉，那是怎样的一种侵害呢？"

"也还是怕他们碰我，"袁梦说到，"我现在脑子里就会想象到一个男性亲戚碰我，特别生动。"

"很好，继续，描述感觉。"

"我忍住，不动，甚至会笑着和别人说话，不让别人看出来，他在动我，"袁梦的表情专注，深入地回忆和体会着。

"感觉他在说什么？比如可能说什么？自然而然想到的……"我试图让她与心中的恐惧建立起对话。

"他好像也在说笑，表面上不想让别人知道，但是他还是在动我。"

"嗯，继续，还有什么，"我搭着话，鼓励她说下去。

"可是父亲在旁边，我不能告诉他，我被冒犯，我不能说出来，不能表达我的感受，我甚至都不能有表情。"

"继续……不能说出来……不能有表情。"

"为了顾全他，我父亲没法拯救我，我很想大声告诉爸爸，让他救救我！"

"继续，爸爸在做什么呢？"

"爸爸在说笑，他人很帅气很有魅力，很多人都在听他说，很多人喜欢他。"

"他大概在说什么呢？"我引导她说下去，沉浸在一个梦幻的想象里。

"他见多识广，应该在说国家大事吧，手指在桌子上敲敲打打，还比划着，非常得意，可是我却不能告诉他，我碰到了什么问题，我害怕，我需要他来保护我。"

"继续……描述感觉……"

"他在说话，不理睬我。心里其实是有一种声音的，那个声音在说，求求你，别碰我，我受不了，求求你，离我远一点。"袁梦的声音中有急切哀求的语调。

"重复：求求你，重复：离我远一点……"

"求求你，离我远一点，不要碰到我，心里会有这样的潜语。"袁梦身体扭动，仿佛在躲避着伤痛，"我真的很害怕，非常害怕。"

"继续……"

"不要靠近我，我想大声喊，喊出来，好像有无数双手都在靠近我。"

"继续……非常好，所有的感觉都描述出来，"我鼓励她这样做，最自由的表达，有利于她发泄恐惧的情绪。

"他们想碰我，我想拿刀把那许多双手砍了，让他们没有手。"袁梦啜泣着，"心里企求他们停下来，不知道该怎么逃脱。"

"非常好，继续，我们重新回忆一下。"

袁梦埋下头，陷入一种自顾自的呓语中，我继续搭话鼓励她，那些都是她长期深深压抑在她内心的不安，一些非常混乱的念头，甚至于她自己都从来没有正视过，今天我们深入到那些感觉里，重新进行一番整理……

"今天已经很晚了。我们的交流就先到这里。现在结束体会，我们回到现实生活中来。"我看了一下表，这次聊天已经过去两个小时，接着问她，"感觉比没做之前能清醒一些吗？"

"是的，非常有感觉！还真有点不适应，太特别了"，袁梦说，她还没有从那种内心挣扎中走出来，"通过宣泄情绪，我感觉清醒多了，很放松的感觉，多次控制不住地流泪，就像以前做过的一场梦一样。您认为我的问题出在哪里呢？"

"我们达到了第一步的目标，暴露问题、宣泄焦虑，如果我们从来不去探索焦虑的根源，又怎么会有机会解决它呢？因此探索和宣泄是有益的。但罗马不是一天建成的，距离找到焦虑的根源还任重道远。我大致猜测你有一个早期的隐秘感觉，在那里有你的父亲，他兴致高昂，在与人说话，谈话中有与性有关的内容，这给你带来对性的强迫性思维。或许要经过很多次这样的聊天，我们才会看清这场焦虑之梦，且听清梦之音，找到那把打开你心结的钥匙。"

后　记

与袁梦先后进行了两次聊天，整理成这一篇故事。后来她换了工作，新的岗位接触人少，工作压力较小，我们又进行了几次宣泄心理压力的聊天，她感觉情况好转了。但她告诉我，每当她走在喧嚣的街头，穿着大衣，带着白口罩和白手套，将自己严实地裹藏起来时，都感觉自己特别孤独，就像人群中的一个幽灵。我也决定抽时间与她将"心理按摩"进行下去，尽我的能力，争取圆她的心理康复之梦。

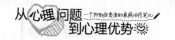
五、三毛：那棵在台北枯萎的仙人掌

　　我在二十岁的时候，热烈地爱过一个人。她有一颗自由的热爱生活的心，她像天空飞翔的小鸟，她像山间奔流的小溪，明快而温暖。我想象自己化身为荷西，在撒哈拉沙漠温馨的小家里，与她快乐地分享被她叫做"中国雨"的透明粉条，我想象自己是那个在加纳利岛的集市偶然与她相遇的东方青年，赠送给她象征友谊的彩石，这些彩石被她化做满天美丽的星辰。

　　平沙漠漠夜带刀。当三毛一身紧身衣打扮，独自走在夜晚蓝色的大漠，勇敢而无畏，那是怎样的一个侠女的形象啊！我沉浸在她的撒哈拉童话里，分享她独在异乡的快乐，分担她独为异客的乡愁。

　　那一天广播里传来惊人噩耗：台湾女作家三毛，走完她四十八年的人生历程，昨夜在台湾荣民总医院……我心底的一根生命支柱轰然坍塌。

　　三毛就像一棵仙人掌，可以在异域黄沙的残酷环境中快乐地生存，为什么回到湿润宜人的台北反而枯萎了呢？是什么原因逼迫她自杀？她的心中有着怎样难言的痛苦？三毛将自己的人生写成了一系列真情流露的散文，让我们在她的回忆录中触摸她生命滑落的轨迹吧。

　　众所周知，三毛少年时代曾患过自闭症，并为之休学多年，在《逃学为读书》一文中，详细回忆了诱发自闭症的那个刺激事件：

"数学老师与我之间的仇恨越来越深,她双眼盯住我的凶光,好似武狭小说中射来的飞镖一样……初二那年……第一次月考下来,我四门不及格。父母严重警告我,再不收收心,要留级了……我勉强自己收了心,跟每一位老师合作,凡书都背,凡课都听,连数学习题,我都一道一道死背下来。三次数学小考,我得满分。数学老师当然不相信我会突然不再是白痴了,她认为我是个笨孩子,便该一直笨下去。所以,她开始怀疑我考试作弊。当她拿着我一百分的考卷逼问我时,我对她说:'作弊,在我的品格上来说,是不可能,就算你是老师,也不能这样侮辱我。'她气得很不堪,冷笑了一下。下堂课,她叫全班同学做习题,单独发给我一张考卷,给了我几个听也没有听过的方程式,我当场吃了鸭蛋。在全班同学的面前,这位数学老师,拿着蘸得饱饱墨汁的毛笔,叫我立正,站在她划在地下的粉笔圈里,笑吟吟恶毒无比地说:'你爱吃鸭蛋,老师给你两个大鸭蛋。'在我的脸上,她用墨汁在我眼眶四周涂了两个大圆饼,因为墨汁太多了,它们流下来,顺着我紧紧抿住的嘴唇,渗到了嘴巴里。'现在,转过去给全班同学看看。'她仍是笑吟吟地说。全班突然爆出了惊天动地的哄笑,只有一个同学没有笑,低下头好似要流泪一般。我弄错了一点,就算这个数学老师不配做老师,在她的名分保护之下,她仍然可以侮辱我,为所欲为。画完了大花脸,老师意犹未尽,她叫我去大楼的走廊上走一圈。我僵尸般地走了出去,廊上的同学先是惊叫,而后指着我大笑特笑,我,在一刹那间,成了名人。我回到教室,一位好心的同学拖了我去洗脸,我冲脸时一句话都没有说,一滴泪都没有掉。"

这是改变年少三毛人生轨迹的一次重要撞击,越是性格坚强的人,自尊心就有可能越脆弱,特别是在自尊心最敏感的青春期。即便在多年之后，经过岁月的沉淀，这段经历在三毛的笔下可以轻描淡写地叙述出来，但其中应该还包含着很多的痛苦不安和挣扎，潜藏大量的痛苦情绪需要唤醒和释放。

如果进行心理治疗，针对这种创伤性经历可以引导回忆，让患者多次重新经历，询问当时的环境和对话，使得患者深度回忆身临其境，鼓励患者将所有的感觉都描述出来，无论想到什么都说出来，通过多次重新回忆和经历，将其中的不安情绪释放出来，减弱其影响。

经历了这次伤害，她的心理状态发生了很大的改变：

"有好一阵，我一直想杀这个老师。我照常上了几天课，照常坐着公共汽车晃去学校。有一天，我站在总统府广场的对面，望着学校米黄色的平顶，我一再地想，一再地问自己，我到底是在干什么？我为什么没有勇气去追求自己喜爱的东西？我在这儿到底是在忍耐什么？这么想着想着，人已走到校门口，我看一下校门，心里叹着：'这个地方，不是我的，走吧！'我背着书包，坐上车，去了六张犁公墓。在六张犁那一大堆土馒头里，我也埋下了不愉快的学校生涯。世上再没有跟死人做伴更安全的事了，他们都是很温柔的人。逃课的事，因为学校寄了信给家里，终于到了落幕的时候。当时，我曾经想，这事虽然是我的错，可是它有前因，有后果，如果连父母都不了解我，如果父亲也要动手打我，那么，我不如不要活了。我休学了一年，没有人说过一句责备我的话。父亲看了我便叹气，他不跟我多说话。第二年开学了，父母鼓励我再穿上那件制服，勉强我做一个面对现实的人。而我的解释，跟他们刚好不太一样，面对自己内心不喜欢的事，应该叫不现实才对。母亲很可怜，她每天送我到学校，看我走进教室，眼巴巴地默默地哀求着我，这才依依不舍地离去，我低头坐在一大群陌生的同学中，心里在狂喊：'母亲，你再用爱来逼我，我要疯了！'我坐一节课，再拿起书包逃出校去……在我初二下那年，父母终于不再心存幻想，将这个不成器的孩子收留在家，自己教育起来。我的逃学读书记也告一段落了。"

这些记忆本应该像吸满水的海绵，包含痛苦情绪，叙述起来不该像局外人一样平静！那种情绪负荷如果不彻底清除，影响将是深远的，就如三毛在她的音乐专辑《回声》的旁白中写到："没有上学的日子持续了七年，对于一个少年来说，那造成了生长期的一个断层，以后，那七年啊有如一种埋伏在身体里的病，一直到现在，仍然常常将自己禁锢反锁在黑暗中，不想见任何人，当我写到——小小的双手，怎么用力也解不开是个坏小孩的死结那句话时，发觉自己竟然悄悄流泪。"

如果没有墨汁涂面的精神伤害，三毛不会患上自闭症，人生将可能改写，也不再是自杀的结局。但如果只有墨汁涂面的记忆伤痕，也不足以将三毛困在自闭症里。在她的另一篇回忆少年时代心灵挣扎的散文《惑》之中，透漏出了那个谜一般的自闭世界的轮廓，因为这些描述如此连贯完整，请原谅我长篇大段的引用。

"黄昏，落雾了，沉沉的，沉沉的雾。窗外，电线杆上挂着一个断线的风筝，一阵小风吹过，它就荡来荡去，在迷离的雾里，一个风筝静静地荡来荡去。天黑了，路灯开始发光，浓得化不开的黄光。雾，它们沉沉地落下来，灯光在雾里朦胧……天黑了。我蜷缩在床角，天黑了，天黑了，我不敢开灯，我要藏在黑暗里。

是了，我是在逃避，在逃避什么呢？风吹进来，带来了一阵凉意，那个歌声，那个飘渺的歌声，又来了，又来了，'我来自何方，没有人知道……我去的地方，人人都要去……风呼呼地吹……海哗哗地流……'我挥着双手想拂去那歌声，它却一再地飘进来，飘进我的房间，它们充满我，充满我……来了，终于来了。我害怕，害怕极了，我跳起来，奔到妈妈的房里，我发疯似地抓着妈妈，'妈妈！告诉我，告诉我，我不是珍妮，我不是珍妮……我不是她……真的，真的……'"

那种强烈的恐惧感，只有患过抑郁症的人才能体会，不只是迷失的感觉，仿佛失去对自己的控制，仿佛身体不再是自己的，从里到外感到迟钝和麻木，还有一种极其难受，却说不清楚的身体感觉，让人在这种极度不舒服的感觉中沉沦窒息，发不出呼救的声音。

"已经好多天，好多天了，我迷失在这幻觉里。《珍妮的画像》，小时候看过的一部片子，这些年来从没有再清楚地记忆过它，偶尔跟一些朋友谈起时，也只觉得那是一部好片子，有一个很美，很凄艳，很有气氛的故事。大约在一年前，堂哥打电话给我，说是听到《珍妮的画像》要重演的消息。我说，那是一部好片子，不过我不记得什么了，他随口在电话里哼出了那首珍妮常唱的小歌——'我从那里来，没有人知道，我去的地方……人人都要去，风呼呼地吹，海哗哗地流，我去的地方……人人都……'

握着听筒，我着魔似地喊了起来，'这曲调，这曲调……我认识它……我听过，真的听过。不，不是因为电影的缘故，好像在很久，以前不知道在什么世界里……我有那么一段被封闭了的记忆，哥哥！我不是骗你，在另一个世界里，那些风啊！海啊！那些飘缈，阴郁的歌声……不要逼着问我，哥哥，我说不来，只是那首歌，那首歌……'那夜，我病了，病中我发着高烧，珍妮的歌声像潮水似地涌上来，涌上来。它们渗透全身，我被一种说不出的感觉强烈的笼罩着，这是了！这是了！我追求的世界，我乡愁的根源……"

有一种强烈的不安被诱发出来，它的内容应该是极隐蔽的，但声音与这歌声有某种相似处，这触动了年少三毛的内心世界，她自己也在拼命寻找无法自我调节的答案，她意识到有一个根源，就像乡愁一样飘渺一样遥远，但这是她自己无法探寻清楚，更无法解决的。

"……也不知怎么的，我一下子哭了起来，我拼命捶着大门，发疯似地大喊：'不要管我，让我去……让我去……讨厌……讨厌你们……'我心里很闷，闷得要爆炸了。我闷，我闷……提着书箱，我一阵风似地跑出家门。坐在田埂上，放好了画架。极目四望，四周除了一片茫茫的稻田和远山之外，再也看不到什么。风越吹越大，我感觉很冷，面对着空白的画布我画不出一笔东西来，只呆呆地坐着，听着四周的风声。不知从什么时候开始，我觉得风声渐渐的微弱了，在那个之间却围绕着一片欲的寂静，慢慢的，远处像是有一种代替风声的音乐一阵阵的飘过来，那声音随着起伏的麦浪一阵一阵的逼近了……终于它们包围了我，它们在我耳旁唱着'我从何处来，没有人知道，我去的地方，人人都要去……'

我跳了起来，呆呆地立着，极度的恐慌使我几乎陷于麻木；之后，我冲翻了画架，我不能自主地在田野里狂奔起来。哦，珍妮来了！珍妮来了！我奔着，奔着，我奔进了那个被封闭了的世界里。四周一片黑暗，除了珍妮阴郁、伤感、不带人气的声音之外，什么都没有，空无所有，我空无所有了，我张开手臂向着天空乱抓，我向前奔着。四周一片黑暗，我要找寻，我找寻一样不会失落的东西，我找寻……一片黑暗，万物都不存在了，除了珍妮，珍妮……我无止尽地奔着……"

随着一次次诱发，患者会越陷越深，被困在一种极度难受的奇怪感觉里不能自拔，精神状态愈发恍惚与现实相隔离，就像在一片都是迷雾的沼泽，找不到回家的路。

"珍妮仍是时时刻刻来找我，在夜深人静时，在落雨的傍晚，在昏暗的黎明，在闷郁的中午……她说来便来了，带着她的歌及她特有的气息。一次又一次我跌落在那个虚无的世界里，在里面喘息，奔跑，找寻……找寻……奔跑……醒来汗流满面，疲倦欲绝。我一样地在珍妮的歌声里迷失，我感到失落的狂乱，我感到被消失的痛苦，虽然如此，我却从那一刹那的感觉里体会到一种刻骨铭心的快乐，一种极端矛盾的伤感。

不知什么时候开始，我已沉醉在那个世界里不能自拔，虽然我害怕，我矛盾，而我却诉说不出对那种快感的依恋。夜以继日地，我逃避，我也寻找，我知道我已经跟珍妮合而为一了，我知道，我确实知道。'珍妮！珍妮！'我轻喊着，我们合而为一了。"

三毛的心灵是多么敏锐啊，这些文字至今读来仍令人扼腕叹息！她描写出了抑郁症的感受，写出了内心的困惑和挣扎，那是一个飘荡着灰色迷雾的世界，弥漫着空洞的魔咒般的歌声，无处不在，一个小女孩在这个灰色的世界里奔跑，她上气不接下气，疲惫地亡命奔跑，躲避着冰冷死亡的追赶，寻找逃离这个世界的出口。

不要说这只是一个神经质女孩的幻想，奉劝她将之丢弃一边安心养伤。如果我们在治疗中不关心她焦虑什么，为什么焦虑，帮助她打开心结，那么还该关心什么呢？这就像在她的心灵上长了一个肿瘤，难道我们只能弃之不管，听天由命任其自生自灭？在少年三毛世界里的珍妮是谁？这个逃命的小女孩究竟要寻找什么？不要说这些是无意义的，既然她为此如此焦虑，注意力都在珍妮的身上，那么在珍妮身上一定有走出自闭症世界的那把钥匙。

"一段被封闭的记忆，在另一个世界里，它们渗透全身，我被一种说不出的感觉强烈地笼罩着。"三毛的感觉是正确的，她隐约意识到问题所在，那是一段被封闭的记忆，一个遥远模糊的焦虑情结，"珍妮"是其中的主角；"失落的狂乱，被消失的痛苦，一种刻骨铭心的快乐，一种极端矛盾的伤感"，或许这是被封闭记忆中的情绪，焦虑情结中的对话是轻松甚至快乐的，患者却承受着被碾压甚至消失般痛苦的体感。

"我张开手臂向着天空乱抓，我向前奔着。四周一片黑暗，我要找寻，我找寻一样不会失落的东西，我找寻。"她尝试自己打开这段封闭的记忆，然而以她自己的力量对此无能为力，这时她多么需要一个懂得心理疗法的人，帮助她彻底回忆，打开这个封闭的世界，宣泄痛苦的情绪，解开焦虑的情结，释放其中所有不适的体觉，那样焦虑将被解除，她的自闭症会很快好起来！

"不要问我从哪里来，我的故乡在远方"，台北是三毛的伤心之地，这里有她童年的心灵伤口，多年后想起仍颤栗不已。三毛之所以渴望流浪，从西班牙、撒哈拉再到新疆，就是因为害怕触景生情，她一直想逃离过去，逃离伤痛记忆。

当她留在台北，多次晕倒和迷路，就是对抗心灵伤口的结果。这些烦躁感从她的后期作品中，也清晰地显现出来。困扰她的记忆伤痕，一直有发作的倾向，她抗争了很多次，直到发现自己的坚强根本不能战胜它，一切努力都无济于事，最终选择用自杀的方式彻底解脱。

　　1991 年 1 月 4 日，笔名三毛的台湾著名作家陈平在台湾荣民总医院逝世，她的真正死因不是上吊自杀，而是因为记忆伤口恶化导致的心灵窒息，对于一个留下永恒文字的人，她不会真的死去，她将生命留在了自己的作品里。

　　我相信她的魂魄回到了非洲西海岸的加纳利岛，化做海边的一棵橄榄树，沐浴着海风、向着夕阳晚霞微笑，这里有让她心灵安宁的土地，有寄托了她永恒情思的爱人。

六、顾城：迷失在梦魇中的童话诗人 ✏️

我想在大地上画满窗子

让所有习惯黑暗的眼睛

习惯光明……

第一次读顾城的诗，就是这首《我是一个任性的孩子》，我被它深深震撼了。

我还想画下未来

我没见过她，也不可能

但知道她很美

我画下她秋天的风衣

画下那些燃烧的烛火和枫叶

画下许多因为爱她

而熄灭的心

画下婚礼

画下一个个早早醒来的节日

上面贴着玻璃糖纸

和北方童话的插图

那时我还是一个初学写诗的少年，看惯了报纸杂志上"平平仄仄"八股文般呆板的方块诗，读到顾城，就如同呼吸到自由的空气，畅饮到甘甜的泉水，他的诗为我打开了一扇通向诗歌殿堂的大门。

从那以后，顾城成为我心中的榜样。虽然他的成长历经坎坷，由于时逢文化大革命，12岁他就不得不辍学放猪、返城后还当过木匠，但依靠自己的才能与努力，终于为自己赢得了机遇，得到文学界承认，之后出国讲学、定居新西兰、获得德国创作年金、被聘为奥克兰大学亚语系研究员。新西兰有巍峨秀丽的山川，电影《指环王》的外景就是在这里拍摄的，这个太平洋上的岛国被称为人间天堂，是上帝眷顾的神圣之地，美丽的自然风光惹人神往。

顾城被称作童话诗人，他有着纯然的诗性，很多作品曾被我工整地抄在笔记本里，进行揣摩学习。比如《小花的信念》：

在山石组成的路旁

浮起一片小花

她们用金黄的微笑

来回报石头的冷遇

她们相信，最后

石头也会发芽

也会粗糙的微笑

在阳光和树影间

露出善良的牙齿

再比如《微微的希望》：

我和无数

不能孵化的卵石

垒在一起

蓝色的河溪爬来

把我们吞没

又悄悄吐出

没有别的

只希望草能够延长

它的影子。

以及《弧线》：

鸟儿在疾风中

迅速转向

少年去捡拾

一枚分币

葡萄藤因幻想

而延伸的触丝

海浪因退缩

而耸起的背脊

诗情画意、纯净简练、想象空灵，给人以美的享受。

然而在 1993 年 10 月 8 日，顾城举起斧头砍死妻子谢烨后自杀，消息从新西兰的激流岛传来，举国震惊！在无数热爱他的诗歌的读者心中，童话诗人偶像轰然破碎。作家出版社迅速出版了他最后的诗集《墓床》，在这本遗世之作中，我们却看到他心灵世界的瓦砾，发现悲剧的起因，他的精神早已崩溃……

在诗集《墓床》中，顾城的写作风格迥变，完全换了一个人，思维怪诞、语言混乱，再也看不见《我是一个任性的孩子》中的美好纯真，比如《红麦》：

她看见自己的嘴落到地上

她看见蜜蜂上上下下

有好多房子

高处的草在高处看

她没有嘴了

她知道笑

是死人心里的事儿

甜甜地像验过嗓子

死去的人

很少自己走掉

再比如《木梯》：

跳着 游着

得竭力露出身来

你和另一个人知道结果

黄昏深深漾开

推

小街的门

后街的小门

船头飘泥

得提早回家

她们在另一条路上等着

她们一起来

已经走了

顾城在激流岛杀妻自杀之前，可能已患上严重的心理疾病，是疾病毁掉了他，这是悲剧的真正原因，我开始关注顾城的疯狂，剖析这位天才的"阿喀琉斯之踵"。

诗人唐晓渡曾写过一篇《顾城之死》，写得很细致，从朋友的角度近距离观察顾城：

"纤弱、单薄、忧郁得仿佛一片落叶，总是躲在一身风纪扣扣得严实的灰色中山装背后，表情严肃而荒诞，目光诚恳而无望，在恍恍惚惚中企图既永葆童贞的神性，又拥有老人的智慧。"

所有的疯狂都源于偏执和追求绝对，这正是顾城自我揭示过的两个主要性格特征。在他旅居国外之前的几年中，我曾多次听过他的朗诵和发言。从第一次起，我就注意到了他独特的姿态和语言方式：在整个过程中一直两眼向上看着天花板，双手规规矩矩地垂在两侧或交叉置于胸腹之间，不动声色，语气平直，几无抑扬顿挫，一任那优美而神秘的语流从口中汩汩而出。在我的印象中，这种姿态和语言方式在类似的场合下从来就没有改变过。他的双手无论是下垂还是交叉，都不自觉地流露出了他此刻内心的敬畏，如同一个谦卑的学生站在严厉的老师面前。

这种独特的姿态和语言方式使顾城在初识者的眼中充满魅力。但见多了，就不免显得僵硬、乏味，甚至看上去有明显的表演色彩。有朋友据此便认为他是在做假，并把同样的结论引伸到他的诗中去。"

那几年顾城的每次朗诵或发言都令我感动，并且无法不被感动。但这并不表明我认同顾城；恰恰相反，越是到后来，我就越是感到某种由衷的恐惧，甚至厌恶。我的恐惧和厌恶完全是出自自我保护的本能，因为我在他对'纯美'虔敬而绝望的追求中直觉到某种巨大的、难以克服的结构性生命缺陷。"

顾城的行为已呈现出古怪诡异，让他的朋友唐晓渡感到不安，这或许是某种精神疾病的表现，而不是个性特点。人群中不乏这样的人，他们拘谨、不自由、像个木偶、生活在套子里，这些都是不健康的表现。他们被一种力量困围、限制，虽然可能一辈子平平安安，直至将这种不适感带入坟墓，诗人也是人，"结构性生命缺陷"，这个判断非常准确。

当顾城还是童话诗人的时候，他的精神还是相对健康的，虽然一些怪癖与不理智的冲动已呈现出不祥的预兆。然而随着时间的推移，一种病态的幼稚化从潜意识中浮出并逐步控制了他，这时他就开始陷入了病中，童话不再美好，而成为困围他的恶梦。继续来看唐晓渡对他的精神世界如何观察：

"这种（结构性生命）缺陷甚至在他对诗最初的领悟中即已现出

了端倪。当他把那株塔松上挂满的晶亮雨滴，那在水滴中游动的无数彩虹和精美的蓝天视为他的天国启示时，他显然对眼前景象的有机性严重估计不足，尤其没有想到，如果没有塔松那在地下痛苦地盘曲、伸展着的根，所有这一切都将无所凭附。他只凭善良的愿望或天性中某一部分的冲动就齐腰截断了这株塔松。结果他充其量只是带回了一件圣诞礼物，而没有真正收获诗的种子。"

这听起来有点像事后的苛责。当然，要求一个八岁的孩子想那么多是太过分了。问题是顾城追述这纯美诗意的最初一闪时早已不是孩子，而在他的追述中我没有看到丝毫反省，有的只是深深的自我感动。显然，塔松没有凋敝，它一直奇迹般地经由主人的血泪供养活在他心灵的暗室里，只不过现在这位主人拆除了将其与纷乱的尘世相隔绝的厚厚墙壁，或者把它移到了布勒东所说的'玻璃房子'中而已。至于这样一来，暗室就成了客厅或展室，塔松连同那些多年前的水滴，将在短暂的大放异彩和众口赞叹之后变得黯淡，失去光泽，直至枯萎，成为业已逝去的那个时代的珍奇标本，他或许一时来不及想到。"

躲在暗室里长久地凝视幻想的天国已经成了他全部生活的核心部分，而那株塔松则成了他生命结构的象征，只不过是以倒置的方式，随着年岁的增长和生活中的一再受挫，倒置的塔松已经变成了倒置的金字塔，其中'有锋利的长剑，有变幻的长披风，有黑鸽子和贞女崇拜'，可就是没有大地，充其量只有被幻化了的大地。换句话说，他以一种趋于无穷小的方式与真实的大地（包括他身体内部的大地）相维系。这样的生命结构是危险的。站在一座倒置的金字塔近旁是危险的。"

倒置的金字塔！比喻是多么美妙！然而又有谁能知晓顾城的内心

有怎样的痛苦？怎能体会在倒置的金字塔里，他有着怎样倒海翻江的晕眩？顾城的心智被滞留在童年，无法成长起来。童年是美好的，然而无法成长的童年，最终会变成丑陋的侏儒。心灵疾病的破坏性我们已在顾城思维错乱的遗作中看到，在它的折磨下天才陨落了。

心理年龄的幼稚化，这是记忆伤痕发作的症状，那种不适感会羁绊心灵世界的正常运行，让心理时钟停在记忆伤痕的时间。生活的贫穷、创作的艰辛，更加剧了他的精神危机。不仅从他后期作品，从《墓床》中那些荒谬的简笔画，透露出疯狂和混乱，从他给儿子的话："不知道为什么恐惧抓住了我，我害怕，我不知道怎样做一个父亲"，"我不知道怎么和别人在一起……我想丢掉你，或者逃走。"我们也清楚地看到他神圣伪装下内心的病弱，透漏着焦虑和无助，这是一个患有神经症的顾城。在奥克兰岛上，他有许多次"莫名其妙"的发作，脾气愈发怪异，他已深陷于挣扎压抑之中，却找不到释放排解的出口，而性格内向的他将痛苦埋藏得更深，这强化了他内心的冲突。

他在逐渐丧失生活能力，更多依赖别人，向未来看只会让他感到晕眩，回望过去才有些许平衡感。然而这种自闭于回忆，必将带来对现实更深的绝望。他举起斧子，劈向那个叛离自己的、唯一可以依赖的人，而不是选择新的生活，走向另一条路时，背后是对残缺生命的弃绝，对无法摆脱的神经症的绝望。

文学是心灵的表达，分析顾城后期的诗和文字，可以找出更多的潜意识内容，但是这些已无意义，我们还是不要打扰逝者的安息。

我知道永逝降临并不悲伤

松林中安放着我的愿望

下边有海，远看像水池

一点点跟我的是下午的阳光

人时已尽，人世很长

我在中间应当休息

走过的人说树枝低了

走过的人说树枝在长

　　这首《墓床》是我在顾城最后一本诗集中挑选出的唯一珍品。从顾城的案例来看，人们应该了解一些心理学的知识，竭力避免心理疾病的噩梦，在走过人世的山路，抵达永恒归宿之前，双手采满幸福的花朵，而不是紧握痛苦哀愁之刃，更不要沾染上绝望的鲜血。

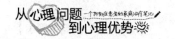

七、在愤怒中奔跑的绝望少妇 ✒

有一位要好的朋友将他美貌如花的夫人介绍给我，当然，不是为了幽会，而是为了心理学实验。"你来陪她聊聊天吧，听说你研究心理疗法，在交谈之间，就可以缓解人的精神压力，释放焦虑情绪，我最近都愁坏了，你嫂子得神经症七八年了，这不昨天又去医院看病，买药花了一千多，她现在对镇静剂上瘾，大把地吃，否则就睡不着，我说她也不听，你和她谈谈，或许她会听进你的建议。"

"没有那么神奇，我对心理治疗也只是感兴趣，这个领域是学无止境，我的水平还有待提高，但说出郁闷的心事，宣泄精神压力，确实可以缓解人的焦虑，改善心理状态，让心情变得轻松，这点作用还是可以达到的，那我就当一回她的知心朋友，听她说说心事吧。"

嫂子名叫小云，比丈夫小十多岁，容貌很美，难怪我的这位朋友当年对她一见钟情，相识一个月就结婚了。她的眉目清新如画，表情却淡漠迷离，传递给我一种美人迟暮的愁绪。

"我对自己不抱什么希望了，医生说我要吃一辈子的药，"小云的声音绵软轻柔，有一种拨动心弦的感觉，"我好像有预感似的，得这病之前我还看过弗洛伊德的传记，知道自由联想法，但过了这么多年，也没看到这种治疗方法被发扬光大。"

她一上来就给了我一个下马威，是啊，如果弗洛伊德那么有用，一百年来，为什么不见精神分析发扬光大呢？这个问题不好回答。

"嫂子提出的问题很好，心灵器官太复杂太精密太敏感，它有一些秘密是弗洛伊德们所不知道的，人是一个新陈代谢的生命体，心灵也是一个运行的机器，在我看来心理治疗能够恢复一个人的自我调节功能，帮助他找到自我调节的感觉，那么治疗的目的就已经达到，神经症和它的后遗症，最终必须通过长期有效的自我调节才能痊愈，而不是依赖心理医生。您的情况怎样？可以说说症状吗？"

"客观上说我现在的生活还算美满，但是每隔一段时间就要发作一次，"她平缓地说着，"那时的我就像着了魔，对世间一切都感到绝望，对所有人都感到愤怒，如果我丈夫不能妥协我的无理取闹，那我就要折腾出点动静来，我经历过几次自杀，每次被抢救后苏醒过来，人又安静了，现在的我对什么都不感兴趣，每天累得很，总好像没睡好，一天有十四个小时呆在床上，这完全不是以前我期待的生活啊。"

"一定不要再干自杀的傻事了，你得为家庭和孩子考虑啊，孩子那么小，他需要妈妈。我略懂一点心理医疗知识，想和你细聊一下，或许能帮助你解决一些问题。"

"我会尽量配合你，按我老公说的'死马当活马医'。"小云说到，"你有过自杀念头吗？我情绪一不好就会有，稍加刺激就会付诸行动。"

"我很理解你，神经症确实很痛苦，心灵就像被窒息一样，能活着，就已证明了你的坚强，"我向她微笑着，"我们简单聊一下，你从什么时候开始出现那种不舒服感的？我们能回忆下最初得病的时候吗？那时有怎样的诱因呢？"

"开始是兴奋得晚上睡不着，被刺激了一年多，凌晨两点到四点醒来就再难以入睡，直至天亮才又能迷糊一会儿。"小云有些答非所问，她的表情迷离恍惚。

"那是哪一年，那时你多大呢？"她提起诱因是受了一年的刺激，这是个必须抓住的线索，刺激记忆就像磨坏了思维机器的沙砾，必须将它分离出来。"我们从一开始回忆好吗？所有的感觉都要描述出来，我也得过神经症，我们可以交换经验。"

"那时在上大学，经常性的失眠，对爱情的绝望，让我整天挂一张苦脸，同学都说好像人人都欠了我钱一样。"

"对爱情的绝望？我想一定有什么的经历，与爱情有关，方便回忆一下那段经历吗？"我给小云一个微笑，鼓励她将往事说出来，难道她是受到失恋的打击从而诱发了心理问题？

"从前的我天真烂漫，可以这样形容，没想过什么性，同学说班里谁和谁初吻了，都吓我一跳，"她倾诉时断断续续，"就是这样的我，却被一个浪荡公子给盯上了，而我曾经是那么绝望地爱他……我是逐步才知道他是怎样一个人，我的心情由激动喜悦逐渐变成悲伤绝望愤怒……"

"我们从一开始回忆一下，他是同学，还是什么人？怎么和他认识的？发生了什么？"我的语气平静，心里却忿忿不平，苍天啊，为什么那些被美女青睐的家伙不知道珍惜感情，而像我这样珍惜感情的人却从来不被美女青睐呢？

"那本来该是一场美好的网恋，在视频里他很英俊很帅，也特别幽默，会哄人开心……"小云陷入对往昔的回忆，曾经的爱情已堕入黑夜，在她的脸上却还残映出晚霞的余晖。"我曾充满憧憬，毕业后就去那个远隔大半个中国的城市，去看他，和他生活在一起。"

"那不是很好吗？你们交往了多久？后来发生了什么？"

"在 QQ 上交往有一年吧，我每天晚上都准时上线等他，和他聊天，每晚抱着甜蜜的思念入睡，心里只有他，思念成了我生命中不能分割的一部分，"小云的语气更加慵懒，无限惆怅的思绪，"那时我真的陷入了甜蜜的初恋，每天都很幸福、很快乐、很陶醉，直到有一天他的老婆给我打来电话……"

"他有老婆？电话里说了什么？"我的语气中透漏出惊诧，这是不应该的，我该保持平静，可能我跟小云一样，认为爱情就该是纯真的，无法接受这一突然的变故，无法接受乱七八糟的社会现实。

"告诉我他生活糜烂，外面有很多女人，网恋的对象也不止是和我一个，结婚二十多年他都这样，"小云的表情尴尬，"从视频里我怎么就没看出来他已经四十多岁了呢，我打电话质问他，他全都承认了，跟我说的那些甜言蜜语、海誓山盟，就是为了好玩。"

"现在他对于我早已是过去式了，我只爱我的老公。"小云看到我忍俊不禁就要笑出来，赶紧补充了一句。

"后来怎样了呢？"我严肃起来，将话题引回到正题上。

"当我决心忘掉他，全心用在学业上的时候，觉得自己脑子已经不行了。被愤怒刺激的，世界上怎么会有这么无耻的人？！他跟那么多女人有过关系，还想玩弄我，我被气疯了！总想着这个事情，整整刺激了我一年多，夜里只能睡上三四个小时，白天混混沌沌，想补一觉也睡不着。发愣、记忆不好、心烦、坐不住，上课十分钟就看一次表，觉得自己憋得要爆炸了。"

"怎样开始治疗的呢？"

"我怀疑自己可能是神经衰弱，去了一家医院，见到医生就稀里哗啦地哭。那个老头说我是焦虑症，要吃一年的药才能好，给我开了多虑平和安眠药，我也没意识到自己就这样得了绝症，直到那年愚人节，张国荣跳楼自杀，我才知道这种病这么可怕。"

"我们继续回忆那时候，描述感觉。"我小声地提示她，那段经历里有很多痛苦的记忆，一定积累了不少疼痛感和痛苦情绪。

"每天晚上七点多钟，天全黑了，我就在黑漆漆的阴森的校园里走上半小时静心，张国荣事件后，我才有心治疗，开始吃博乐欣，人一下就有精神了，那种难受的感觉也少了很多，可是吃了一个月，人又蔫下去了，后来吃怡诺思，人仿佛打了强心针一样，课也听下去，书也看下去，但过了一段时间却又不行了。我真的没什么精神压力，我老公对我非常好，只是摆脱不掉一种焦虑。"

"我们重新回忆一下那次打击好吗？回到那个时刻，那个女人打来电话，从一开始回忆，所有的感觉都要描述出来。"失恋是一次精神打击，对于一个初次恋爱的女孩子，她本来沉醉在甜美的梦幻里，美梦破碎的那一刻就像一场爆炸，对于她的精神世界具有很大的破坏性，我决定把它当作一个重点，看看有多少痛苦情绪可以清理。

"当时是晚上，我正在宿舍里织围巾，打算寄给他，同宿舍的同学也知道，接到那个电话我感觉世界全都变了"，小云说道，"他……为什么要背叛我啊……"

小云的声音一下子全都变了，有一种让人心颤栗的抖动，记忆里明显饱含着强烈的情绪。

"好害怕……好压抑……"这声音有些咬牙切齿，就像从喉咙里硬挤出来的。

"非常好，继续，重新回忆一下，"那就是一道鸿沟，一道裂谷，将小云的人生切割成两个世界，它是小云自己迈不过去的一道坎，其中堆满了痛苦情绪，而我现在要帮助小云减弱它们，填平这道鸿沟，让她的精神世界重新变得完整。

"以前我的生活都是特别顺利，所有人都喜欢我，都围着我转，像一个小明星一样，很多男生都暗恋我，喜欢我，我的理想的爱情却在那一刻被打碎了，我好痛苦啊……"

小云闭着眼睛，紧蹙着眉头，拉长了声音，完全进入状态，就像在痛苦地梦呓。我猜她自己也会惊诧过去了那么久，为什么记忆里还有这么多如此鲜活的痛苦情绪，而她自己也在寻找感觉，将这些有害且过时的情绪释放出来。

"非常好，我们重新回忆一下。"一个刺激性的记忆，如果你因为畏缩疼痛或痛苦，而不敢去充分触及它，那么它必然继续保持着不安的力量，但如果在有保护的情况下，一遍遍重新经历它，彻底而充分，那么它所包含的不安力量将被减弱。

"我接受不了，受不了，可是我还要在同学面前强颜欢笑，装作没事人一样，我好压抑，我全都自己埋心底……"小云的声音断断续续，不停地颤栗着，让听者的心都要跟着颤抖。

"嗯，继续。"

"那时候我每天都控制不住上网，用我能想到的一切恶毒的话咒骂他，他的回话也对我刺激很大。一年多的时间，每天刺激，好人也能刺激成呆子，后来我就越来越迟钝了。"

"非常好，我们再重新经历一下，从一开始回忆。"

经过一次次的重新经历，小云的声音变得平稳了很多，那些记忆里的不安是有限的，它们通过宣泄而被减弱，我感觉那一道鸿沟正在被填满，被它分隔开的精神世界正在被重新连接。

"有没有比较早的焦虑的情况，或者不舒服的印象？"那个刺激性的经历回忆多遍，被减弱之后，我引导她往前回忆，看能否有什么新发现。

"我想不到，小时候爸爸妈妈从没有打骂过我，相反倒是天天宝贝般地纵容我，他们也从没要求过我什么，就希望我快快乐乐健健康康成长，"小云回忆着，"但少女时期很敏感，比如我知道第二天要去野游，头天晚上就会兴奋得睡不着。"

"那我们再重新回忆最严重的时候，那时无法控制自己是吗？自然而然想到的，所有的感觉都要描述出来。"她病情比较严重的那段时间很长，也积累了大量的痛苦情绪，应该成为清理的目标，我鼓励她最自由地描述感觉，不管她描述的是什么，是否合理，这样都有助于缓解她记忆中的焦虑。

"嗯，那种情绪一上来，根本就控制不了自己，仿佛自己陷入了泥沙之中，越陷越深，我拼命往上爬，我在呼喊'谁能拉我一把'！"小云在体会着，努力去形容那种感觉。

"继续，描述感觉。"

"脑子坏掉了，什么都不感兴趣了，每天都很疲惫，又休息不好，"她说，"那时头经常疼，头顶像是有个东西要往外炸开了一样，人被困在一个笼子里，身旁都是浓雾，怎么也拨不开。"

"嗯，继续，我们要发现描述什么感觉或内容，有助于缓解焦虑和压抑感，那可能是一个意念或者一句话。"

"可能有什么呢？"她在自言自语，"一直都是这种感觉，仿佛染上鸦片瘾一样，我本来性格文静，可是那以后就变了一个人，心情烦躁不安，容易发怒，谁也不怕，黑夜里在雾蒙蒙的校园里像幽灵一样游荡才觉得心能静下来。"

"嗯，我们要寻找一句话，一个意念，它可以解释我们以往的所有精神压力，找到它会有更好的宣泄作用。"

"什么样的一句话啊，"小云愁眉苦脸，"多年的时间我怎么能记清楚有哪句话……"

"是我太着急了，我们继续回忆那时候的感觉。"

"那时无法睡眠，无法上课，疲倦不堪，整日心里跟有团火一样，追在我后面，在哪儿都坐不住，站在五楼，老有要跳下去的冲动，为了安慰自己，跑到图书馆坐十分钟又跑出来，那时候整天就像做梦一样，再也回不到现实世界。"

"嗯，继续，描述感觉。"我鼓励着她，虽然看似毫无头绪，但只要她在体会，描述自己的感觉，那么这就处于正常的进展中。

"我想做什么事都要立刻就做，不然就会坐立不安，我妈从小说我是个急性子，等待的滋味最难熬，我感觉仿佛全世界都在打仗，我找不到安静的地方，得不到休息。"

"心里边仿佛有争吵的声音吗？在很闹心很乱的时候，脑海中出现什么就说出来……"我启发她，但这个方向是对的吗？我也在怀疑自己，但我感到煎熬，忍不住说点什么，希望有一些发现。

"没有什么争吵的声音，一点没那感觉，"小云肯定地说，"但我那时急得要命，一点也坐不住，有很多事要等我做，可我就是急，形容不出来的急，上课每隔十分钟就看一次表，怎么还不下课？怎么还不下课？那个急啊，我每天给自己的任务早就排好了，只等着我把它们做完，我想应当是悲伤愤怒的情绪导致我发生病变，这个病的特征就是着急。"

"非常好，继续，无法摆脱那种着急的感觉是吗？"我保持着耐心。

"其实我本没有什么让我那么急的事，我患上焦虑症了，没有缘由，因为着急，经常做些自己都觉得疯狂的事。"

"做了什么呢？"

"好多好多，比如我和我老公认识不到一个月就结婚了，以前我为了奖学金的事跑到校长室去哭，为了工作的事夜里去班主任家哭，我已经被急得没有理智，做事只凭冲动了。我像是在经历炼狱，像一条鱼躺在干燥炎热的沙漠上，濒临灭亡，强烈的太阳光，太刺眼太灼热，我眼睛睁不开，奄奄一息……"

"非常好，继续……"

"如坐针毡，然后就疯狂了，我当时急得一下课就冲出教室到门外等我的好朋友，一秒也不想在教室里呆，那时不能用不安来形容，应该是心急火燎，好像有一堆做不完的事情等着我做，我就像是热锅上的蚂蚁，火要烧到眉毛了，我要赶紧跑。"

"继续，心急火燎，要烧到眉毛了，赶紧跑。"我重复着她的话语，这样有助于帮助她加深体验，这次谈话已近两个小时，我感到有些疲倦，自己仿佛都出现了幻觉，我想象自己拿着手电，进入地下的一团黑暗中，周围都是迷雾，无边无际。

"快跑……快跑……"小云重复说着，似乎进入了一种感觉，她的眉头又紧蹙起来，似乎体会到什么，变得很专心很投入。

"快跑……快跑……"

"重复说：快跑……快跑……"

我提示着，让她不断地触及那个感觉。

小云陷入了停顿，表情似乎很诧异，然后跟我说："反复念叨快跑快跑好像人真的轻松了点，真奇怪。可我要跑到哪里去呢？我记得我刚得病时走路都像跑似的，朋友曾经问我'你为什么老那么急啊？'，我要快点到食堂打饭，快点到教室以免迟到，快点到图书馆占个好位子……"

"那种急，与快跑的念头有什么关系吗？"

"真是怪事，难道是你帮我找到得病的原因了吗？我的急切受到快跑这个意念的驱动，受到这个意念的控制，我为什么要跑呢？该做的都安排好了呀，可是我以前意识不到。"

"与快跑的意念伴随在一起，有一种极度难受的感觉是吗？"

"正是这种感觉，带来世界末日的感觉，极度难受形容不出来。与快跑伴随在一起，有一种极度难受的感觉。"小云清楚地肯定这一点。

"那种感觉可能来自于很早很早以前，是吗？来自于很小很小时候的感觉，来自生命源头的感觉……继续重复，快跑、快跑。"

"生命源头？这我怎么能想起来呢？但我真的轻松了些，重复说快跑，宣泄感很明显，我的焦急和不舒服的感觉缓解了，一直悬着的心理负担放下了，好像终于可以把心放回原处了，眼前好像也明亮了一些。这是怎么回事呢？"

"你不是读过弗洛伊德吗？在一些精神分析案例中，通过自由联想法引导患者梦幻般地回忆起过去的一个意念或情境，充分宣泄其中的痛苦情绪和不适体觉，患者的不安就被减弱，从此焦虑获得很大解脱。这个现象一百年来都被弗洛伊德的传人们所观察到，对它的科学解释却还没有定论。"

"谢谢你，我下一步该怎么做呢？"

"我发明了一种机械回忆方法，它具有一定自我调节的辅助作用，你可以在机械回忆中重复：快跑，希望它能帮助你缓解那种着急的感觉，继续宣泄和弱化不适感，减轻焦虑的发作，另外这种谈话也有必要继续进行，一是巩固效果，二是争取有更多的发现。"

一周后我的那位朋友给我打来电话说："你小子很厉害啊，自从和你谈了那次之后，你嫂子的情绪好多了，经常有笑模样了，她现在好像看到了希望，我要请你去喝一杯，听你说说你是怎么做到的。"

"很简单，"我回答说，"不过就是宣泄焦虑紧张情绪的交谈，凡是热爱聊天的人都可以学会，遵循一套诉说心事的规则就可以，我可以用半小时教会你，你要用这个聊法经常帮助她，一定不要让她吃一辈子的抗抑郁和抗焦虑药，如果那样你们美好的爱情就会早早地进入坟墓。"

后 记

为了故事的完整性，这个记录是将 6 次聊天压缩成了一次，心理按摩的过程就像真实的按摩，焦虑像一种心灵之痒，我们很难立刻准确找出最痒痒的那一点，只能不断去尝试不断去试探。小云反馈最近药量减少了，焦虑减轻了，睡眠也改善了，她感觉比以前好很多了，但是她没有坚持做机械自助调节，感觉枯燥，不相信会有什么用处，而我觉得她的心理按摩有必要坚持下去，必须宣泄释放内心所有的不安，彻底清空那些痛苦情绪，焦虑才不会复发，未来才会放心。

八、为偷窃强迫症而苦恼的博士 ✏

我提前一周就知道有位博士要来拜访我，因为在周一登录 QQ 时我看到一条留言："于先生您好，一位朋友给了我您的 QQ 号，他说您有心理疾病康复的经历，对心理疗法治疗这类顽疾有独特的见解。我叫张俊，是毕业于南方一所大学的控制科学与工程专业博士，十多年来我一直受强迫症困扰，最近它愈发严重，严重影响了我的学习和工作，周六下午您有时间吗？我想和您谈一谈，希望就如何克服强迫症您能给我一些指点。"

"周六下午两点，不见不散。"我如此给他回复，一位博士！这应该是一位栋梁之材啊！我对这位即将会面的客人充满了好奇心，对这次交流充满期待，这位高智商的朋友会有什么烦恼呢？

周六转眼到了，他准时出现在网络视频里，果然如我所想象的那样，带着眼镜，容貌也如他的名字——张俊，确实很俊，高鼻梁大眼睛，文质彬彬。

"和您聊我有点紧张，我害怕别人看透我的心理。"这是他的开场白，稍微有一点口吃。

"不要紧张，我们就是聊聊天，您多大年龄？"

"今年 28 岁了。"

"一表人才、前途远大，我们开始说说您的烦恼吧，从什么时候

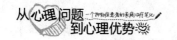

开始的？您强迫什么呢？"

"我小学三年级以前在外婆家长大，到三年级九岁左右回到了父母身边，自己的强迫症也就从这个时候开始的，我从这儿开始说吧。"

"从九岁就开始了？好的，我们描述感觉，从一开始回忆。"

"小的时候由于一直住在外婆家，对爸妈感情不太深，回到父母身边后，环境变化了，感觉不适应，便开始变得孤僻，不愿意说话，当时应该是没有安全感吧，我开始私藏一些自己认为好的东西，小孩子用纸叠的'面包'，我们当时叫面包，还有妈妈做衣服剩下的小布条等等，都放在抽屉里面锁起来。"

"请继续说，后来怎样了呢？"我问道。

"我好像有种占有欲，小学五年级开始拿别人的书，把别人的书从学校拿回家，拿回家我也不看，就是堆放在自己的床上，一直到上初中，很多同学因为丢书向老师反映，他们发现是我拿的，老师给我一个书包，让我把拿的书都背回来。"

"老师说了什么？他有批评你吗？"

"可能因为我学习特别好，老师就没有过多追究吧，如果当时父母予以引导的话，也不至于现在这么严重，我总是为偷拿别人的东西烦恼，当然那些都是没什么意义的小玩意儿，或者对我来说毫无用处，但我无法控制自己的占有欲和焦虑。"

"后来情况怎样呢？"张俊的表述很清晰，是个很好的观察对象，我也非常有兴趣探寻他"爱上"偷窃背后的原因。

"后来到了高中我还是控制不住，往家拿书更多了，因拿书学校开车到我家里，把所拿的书带回了学校，老师也为这事和我爸妈认真谈了，从那以后我拿书的状况有所收敛，但是偶尔还有。"

中国的文化中，偷书不算偷，反而是个高尚的事，孔乙己也有过这"高尚"的爱好，只是张俊拿回家的书日积月累如此之多，竟然需要学校派车去拉回来，这确实是难得一见的博士级别。

"除了这种占有欲，还有其他什么烦恼呢？"

"书不能再拿了，我的焦虑却控制不住，注意力开始转移，高中语文老师有一次说我的作文里写了很多错别字，因此我便开始了长达十年的锲而不舍查字典的经历，到了大学，进入一个新的环境，状况开始出现新的变化。"

"出现了什么变化？"

"可能是因为对新环境不适应，学习压力太大诱发的，我查字典会一查一天，而且是变态的查字典，拼音怎么写，这个字多少画，而且一个字关联很多字，有的是挺熟悉的字，但是这个时候就会怀疑是不是这样写的。"

"继续回忆，所有的感觉都要描述出来。"

"平时别人说个字，自己就想着怎么写，一天下来头都疼了，到了晚上还是不行，控制不住，有时自己抱着字典到卫生间一查就到深夜一两点，有时在学校图书馆里，因工作人员要下班，而我还沉浸在查字典中难以自拔，便把要查字典的书撕下几页，或者把书偷走，想回去继续，有一次被当场发现，还报到系里，我感觉挺丢人的。"

"嗯继续。"我看着张俊的近视眼镜，思绪却飘了起来，仿佛看见一个怪博士摸黑在深夜的图书馆里焦急地翻书，他在寻找一个神秘的符咒？还是一个效用奇特的配方？这不免像科幻小说里的情节一样诡异。

"我们宿舍的一位男同学，因精神疾病治疗未果而申请退学，我

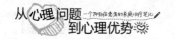

便更焦虑了，我害怕自己也会这样子。"

"我理解你，我们重新回忆一下。描述下感觉，如果你不去查字典，会感到特别不安是吗？说说这种不安好吗？比如会担心什么呢？"

"是的，只有这样做了，自己才会舒服才会放心，才能去做其他的事情，不然就认为自己一辈子都没有机会来认识这个汉字了，如果不查查字典我就会很不安，我也不知道害怕什么，极端恐慌不安，就像要大祸临头，世界末日到了一样。"

"继续，描述感觉，还有什么？"

"那时特别的苦恼，感觉自己的行为很难控制，特别的敏感，总是失眠，希望不要天亮，天一亮麻烦就来了。有一次学校进行学位照片采集，我因犯病折腾了一个上午，害怕丢了东西，一个上午都在采集学位照片的房间里来回转，查找是否丢了东西，看了一遍又一遍，还是不相信，下午还想继续去查找。"张俊一边回忆一边说。

"担心丢了什么，说说那种感觉好吗？说说我们的担心……"

"老担心自己丢东西，看了才确信自己没有丢东西，一次又一次地查找，确信了没有丢，但是离开以后，还是不相信自己，又开始担心丢东西，便开始头疼，浑身出汗。"他的脸上露出痛苦的表情，这种焦虑确实是够人烦恼的了。

"还有类似的情况吗？所有的都要说出来。"我引导他继续倾倒心事，在这些经历里他心理压力巨大，积累了大量的痛苦情绪，全都闷在心里，说出来会让他的心情好过一些。

"那时看了什么科研资料或论文，来回地看，就是不相信自己的眼睛，搞得有时自言自语或者大喊一声告诉自己就是这样，病态地追求完美，看见什么东西，必须再好好地审视一番，这样才能看得清楚不留遗憾。"

"继续描述感觉,"我提示着他,一个博士,他研读的资料论文本来就是高深难懂,这样反复地看反复地理解,将是一种怎样的折磨啊!

"在人际关系交往方面,老是想让别人重复他说的话,起到核实的作用,或者担心自己的一言一行对别人的影响,有时我会无端地夸大这种后果,强迫症状的变化很多,这个解决了,别的问题就又出来了。"

"在确认的过程中非常焦虑不安,是吗?描述感觉。"

"是的,确认的过程就是自己犯病的开始,而且焦虑并不固定,好像是一个弹球,陷在一个地方,弹出来以后又陷入另外一个地方。"张俊用了一个很形象的比喻,不知道是否与他的专业有关系。

"确认的时候,脑海中蹦出什么想法呢,比如担心是不是真的?"我启发他诉说对那种焦虑感觉的体会。

"主要是害怕自己错误了,不相信自己的眼睛,害怕一辈子没有机会来核实这件事情了,比如我现在打开一个网页,有些东西没看清楚可是网页关闭了,我就会找这个网址,重新打开网页,开始核实,而且还病态地要求,在核实过程中关注所有网页的内容、还有网页的设计范式、网页的颜色以及下一步链接,连广告图案上的花纹都不要放过。"

"非常好,我们回到小时候,回到最开始出现焦虑的时候,从一开始回忆重新描述感觉好吗?"我鼓励着他,不自觉紧蹙眉头动着脑筋,思考着这位陷入混乱的博士,到底是哪根弦被搭错了,我希望能发现引导他描述某个词某句话,可以缓解那种不安,那个内容是不可预料的,而最初的感觉很重要,我鼓励他从头回忆,重新梳理记忆。

"小学五年级的时候开始拿别人的书，那时只是想拿，把书拿回家里以后，告诉自己书属于自己了，自己想什么时候看都可以，把书放在自己的床上，当时就是想占有，拿回去慢慢看，后来到了高中，拿书的病的重了，我控制不了自己，不拿不行。"

"怎样变得严重呢？回忆一下当时的情况，"我耐心地问着。

"一周给自己列一个单子，谁谁的书，我要看，实际不需要都看的，我就是想拿回来，拿全了心里好受点。"张俊继续说道。

"我们继续往前回忆好吗？还有没有比较早的类似的事情？"这位博士的怪病让人摸不着头脑，我引导他往最初的记忆回溯，是否在源头能发现什么端倪，那里或许有强迫症状千变万化前的原形。

"小时候开始借人家东西不还，人家要了一次又一次，我不给，否认拿了人家的东西，和小朋友的关系变得很紧张……"张俊努力搜索着记忆，"在外婆家的时候，就爱收拾一些小东西，把自己喜欢的东西藏起来，当时家里的人也不说什么，那是很久以前的事情了。"

"为什么要藏起来呢？描述感觉好吗？无论想到什么我都鼓励你说出来，对与错没有关系。"

"藏起来就属于自己，图个心里踏实，自己的东西有个放的地方，"张俊说，"爱好收集东西，都放在抽屉里面锁着，后来还收集父母做衣服的布条还有其他的东西，害怕别人拿。再比如拿书，当时就是想占有觉得舒服，不拿的话，觉得今天没有完成任务，像个小偷。"张俊说完这些，自己脸上也露出无奈的苦笑。

"继续描述感觉，脑海中出现什么想法，都可以说出来。"我想这位博士很多年来从未向朋友说出这么多的心里话，不管我是否可以帮助他解决问题，至少他倾倒出了很多郁闷。

"不拿，反正不舒服！好像书以后就属于自己了，这让我很有安全感，很有满足感，别人一要，觉得自己的东西被人家拿去了，怎么说呢，不希望这种满足感被别人破坏。"张俊说着。这些癖好是多么奇怪，即使一个博士都被它纠缠在里边，挣脱不出来。

"描述感觉，是否能体会到什么情绪？"导致这位博士不可理喻的怪癖行为的是一个强迫性意念，它就像一句咒语，用强烈的不适感觉奴役和控制他，我们得不断尝试，如何才能更好地宣泄出那些不安。

"好像有情绪和语气，好像不达目的不罢休，别人一要东西，自己就很不舒服，即使给了他，下次还要拿回来，"张俊反复体会着，"东西放在我家里，我舒服！就是不给你，当时就是这个想法，我又想起小时候一个事情。"

"小时候的什么事情？我们回忆一下。"

博士已经进入很专心的状态，他在甄别进入他思维的异物，这些怪想法并非来自他的本心，却多年控制他、折磨他、强迫他，给他带来强烈的难受和不安，我现在要给他分析下去的动力，直到发现描述什么可以缓解难受和焦虑。

"小时候我最怕妹妹拿我的东西，我对她说，不能拿我的东西，动都不能动，而且还要求她发誓，一次还不行，多次的发誓，可我还是不放心，自己找个箱子锁起来，"张俊说，"缺乏安全感，对别人没有信任感，即使对自己的妹妹，而且当时已经不相信自己了，箱子锁了一遍又一遍。"

"继续描述感觉，还有什么，"我鼓励他说下去，脑海里却出现了一个画面，在一个古旧的屋子里，窗户与门都紧闭着，没有光线射进来，在阴暗之中，一个神经质的孩子将乱七八糟的东西当宝贝似的锁进箱子，一遍又一遍反复检查自己是否锁上了。

"当时已经有行为强迫症了，就是担心不安全，别人拿了我的东西怎么办，我就是想占有，回到家里，一次又一次核实东西被别人动了没有。"张俊说道。

"那种占有后的满足感与安全感，我们重新回忆一下好吗？描述感觉。"我相信这个奇怪的情绪是外来的，是强加给他的，而不是张俊发自内心的愉快。担心丧失的意念会驱动他的强迫，而必须拥有的意念也同样可以控制他的行为，到底是一个怎样的意念在影响他？我也在不停地猜测着。

"占有之后觉得很满足，不理会别人的想法，我行我素，拿我想要的东西，之后藏起来，好像不保护好这些东西，我就缺失了什么，缺失了什么呢？我想想。"张俊陷入思索中，这是对困扰他多年的问题的思索，在没有我的帮助之前，从来没有人耐心听他诉说这些不安，使他可以平心静气地想这个问题，寻找答案。

"继续，描述感觉。"我给他鼓励，让他的思维顺着这个方向运行下去。

"缺失，我感觉到缺失了，但是不知道内容……"他在自言自语，"那么小，我当时缺失啥呢，好像是我有书了，可开心了，心里可舒服！没有了呢……我为什么要拿别人的？人家有了，我没有就不舒服！看着人家的书，不由自主地想拿！"

"重复：人家有了，我没有就不舒服！"他在想着什么，恍然所思，长久不说话，我不断地重复着这句话，推动他与体验的接触。

"我好像对'有了'这个词敏感，它好像就是那个缺失感的答案，"半天后他终于开口说话了，"小时候觉得有了书，很方便，所以固执地必须拿别人的书，上高中时熬夜查字典，如果不能确定'有了'我就不放心，包括后来一遍遍地读资料、看网页，错觉中寻找一个不存在的'有了'，总是为'有'还是'没有'而心烦意乱。重要的是刚才随您重复'有了'，我的那种极度不适的难受感松弛下来，多年来它第一次可以被调节减轻，心情舒坦多了，您的帮助对我真的很有用。"

"谢谢您的肯定，这只是一次普通的聊天，鼓励你最自由地描述感觉，应该可以起到缓解焦虑宣泄心理压力的作用，但这就像心理按摩，要想保持效果并取得突破性进展可能需要多次进行。也需要两个人共同的长期努力，你可以将心理治疗列入你的课题项目，以后我们可以一起研究它。"

后　记

和张俊的这次聊天之后，有两三个月的时间他杳无音信。后来他给我留言说因为工作忙一直在加班，太累了，也没有时间上网，但上次宣泄心理压力的聊天，对他的触动很大，让他看到了解除强迫痛苦的希望，他以后会联系我，希望再约时间，能将心理按摩进行下去。

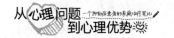

九、少年哈奇和"9·11"英雄

　　精神和心理疾病患者可能是最不幸的一群人，他们许多人终身依赖药物，仍免不了沦为精神残疾的病人，美好的人生被甩脱不掉的疾病变成了活地狱。精神科医生恐怕是最沮丧的一群人，他们的良心经受着巨大考验，患者付出巨额的医疗费用，甚至为治病倾家荡产，很多人病情却收效甚微或者无法根治。面对一种病因尚未查明被称为精神癌的顽固疾病，面对这一极度复杂敏感的心灵器官，即使是当今世界顶级的精神科专家对治疗结果也没有十足把握。

　　中央电视台《心理访谈》曾做过一期少年哈奇的节目，案例很典型，我找到一篇主持人阿果的幕后文章《忘记不幸也是一种能力》，对我们有一定参考价值：

　　哈奇今年十六岁，人长得很帅，身体也很健壮，不过在他身上几乎感受不到青春的气息。他坐在我的面前，眼里布满了忧郁，双手紧握，身体蜷缩着，好像要把自己包裹起来——

　　在哈奇的内心深处积压着一件尘封已久的往事，这件事情与另一位少年有关，这位少年是哈奇曾经的好朋友，他的生命在十一岁时停止了。哈奇与少年曾经是形影不离的好朋友，哈奇说少年像他的兄长，对他关怀备至，因为这位兄长，哈奇的少年生活过得温馨、幸福。

可是，十一岁那年，哈奇与少年的生命轨迹发生了改变。有一天，兄弟俩人一块儿过马路，面对突如其来的快车，哈奇还没反应过来，少年抢先一步把哈奇推开，车压过少年……等哈奇明白是怎么一回事的时候，少年已经倒在了血泊之中，在送到医院时停止了呼吸。

少年的生命过早的结束了，哈奇的心理也为此遭受重创，他痛苦、自责，不能原谅自己，他甚至希望走的是他而不是少年！哈奇的生命被少年救了，可是他为此背上了沉重的生命债。少年走了六年，哈奇就背负了六年。这六年哈奇把自己完全封闭起来，不跟同学说话，不与父母交流。六年来，他只对少年打开心扉，经常回忆十一岁前与少年一起度过的美好时光。

现在，哈奇自然的生命年轮到了十六岁，可是他的心理年龄还停止在十一岁的时候。他拒绝长大，是为了逃避现实，也是为了惩罚自己，更是因为那位已经刻在他生命印痕里的少年。

哈奇过早地亲近了死亡之吻，他真的能从死亡的阴影中走出来吗？心理学家认为要帮助哈奇走出心理困境，就要试着让他与少年分离，与过去的岁月告别。

刚开始的时候，哈奇有些拒绝。我们为他准备了一段非常忧伤的音乐，请他闭上眼睛，随着音乐进入自己的内心，释放压抑过久的心情。我看见哈奇的眼皮在抖动，呼吸越来越急，好像要起身的样子；接着我们请来一位少年的替代者，让哈奇向他吐露心绪。"少年"刚站稳，哈奇就猛扑上去，抱着少年失声痛哭，不停地摇晃，嘴里喃喃自语："你为什么这样，为什么这样……"

心理学家告诉哈奇，报答少年最好的方式是把愧疚变成积极的动力，帮助其他需要帮助的人，在帮助别人的行为中找到自己活着的意义和价值。这或许也是那位少年的心愿。

哈奇好像接受了这样的说法，他点点头，眼睛里有了光泽。对于哈奇来说，少年最终只是他生命中一个阶段的朋友，这是很无奈的事情，但是他必须面对。一旦他能够正视现实的时候，他就真的长大了。

哈奇离开演播室的时候，我能感觉到他好像找到了继续活下去的理由和希望。他离开的背影直立着，很坚定，很有力量。

其实，在人的一生中，我们难免会经历一些意外和伤害，我们可能会为此停止内心的成长，变得封闭和脆弱。可是生活不会为此停滞，要想快乐地生活下去，就得学会忘记，学会放下，放下那些可能阻挠我们成长的人或事，忘记消极的负面体验，不要让它们长期地干扰自己，影响自己的生活。这样也许很难，但是非常重要。有时候忘记不幸也是一种能力。

这篇文章写得很好，但主持人阿果毕竟不是心理学家，虽然抱着善良的愿望，观点却有失偏颇。

在少年哈奇的心中，被插进了一根"冰签"，刺激得他痛苦不堪，这根冰签就是车祸事件留下的记忆。目睹同伴为保护自己而惨死，给他的心理以巨大的打击，那一刻激发的惊恐情绪，紧急逃离危险的惊吓，看见同伴生命垂危引发的恐怖，抢救同伴过程中的极度焦虑，对不幸的愧疚自责，以及不能从灾难中回神的迟钝、木然，这些刺激太强烈了，给他的心灵造成了"灼伤"，令他当时情绪失控，受打击后头脑一片混乱，无法接受这一突发的现实。

当车祸事件平息后，纷乱和喧嚣都已过去，生命还要继续，哈奇本该忍着悲痛重新开始生活。而这时他却发现自己和悲剧前的那个人有了不同，有什么转变已经悄悄发生了。从前的自己，勇敢而阳光，无忧无虑无所畏惧，然而现在心灵却凭空有了阴云，多出了一段自己无法面对的记忆。他发现车祸事件对自己造成了某种影响，这段记忆确实如一根冰签一样，插在心上，冷冰冰的，无法与其他正常的记忆融合。

这一事件包含了太多痛苦的内容，使他的心灵有了创伤，就像冰冻或者凝固了一般，他无法深入回忆。当试图做这种努力，整理这段经历的过程感受，把那一刻的惊心动魄彻底想清楚时，一触及记忆伤痕，他的心情就会立刻变得烦躁，像热锅上的蚂蚁，那些受强烈打击后的焦虑不安、迟钝木然都涌来了，让他的思维变得混乱。回忆和思考毫无效率，让所有的努力都迷失了方向，他发现自己无法整理其中强烈的不适感，就像我们不敢去触碰未愈合的伤口，这种探索只能退出。

他陷入了两难境地，对伤痕记忆望而怯步、自我对其无力处理，而这根"冰签"插在心上，它所带来的不适感真实存在，那种麻木成为他心灵的一部分，不断地影响他，让他的思维变得不灵活不好使，潜意识中的内疚感也强烈地浮现着。随着时间的推移，痛苦情绪积累越多，他的心境与状态会变得更差，那片伤痕记忆的阴云，终将演变成大雨，带来一场卷走生活的洪水。

简单意义上的忘记不幸、忘记过去，对于哈奇来说是条死胡同。那些所谓被"忘记"的伤痕记忆，都将转变成潜意识，给人的精神带来有害的困扰。在催眠术中催眠师在唤醒被试者之前，都要求他"忘掉"催眠内容：你要忘记我刚才说的话，但在你醒来后要绝对服从，否则你会感到极度不舒服"，从而实现对被催眠者的"移魂大法"，进行非理性的精神控制。从这个角度讲忘记更是有害的。

解铃还需系铃人，关键还在车祸事件的刺激，如果它没有发生，哈奇也不会得病。心理专家们请来一位少年的替代者，激发哈奇的回忆，对他移情倾诉宣泄，这很有道理，也找对了解决问题的方向。但哈奇的病程漫长，痛苦情绪积累得太多了，这场心病拖延了6年，6年折合成2190天、52560个小时、3153600分钟，在这么漫长的时间里，每时每刻哈奇都在承受痛苦心境的折磨，连梦里都焦虑不安，积累了巨量的痛苦情绪。心灵自我调节的效率其实很差，回想你上次因意外惊吓或生气而情绪激动的时候，你用了多久才想通了并恢复平静？哈奇的情况比这复杂很多！长期折磨形成条件反射，固化成为思想和行为上的习惯，治疗需反复释放记忆中的精神压力和痛苦情绪，不断矫正和改善惯性思维和行为，对此需要花费大量的工作时间，心灵的极度敏感和复杂性，让医好这一极简单的案例都变得无比困难。

精神刺激是神经症或精神病的主要诱因之一，例如唐山大地震后，生还者患有精神病的几率高过普通人15倍。我们再来看一个被精神刺激毁掉的人的命运，他曾是美国人心目中的英雄：

据《纽约邮报》报道，在2001年"9·11"恐怖袭击发生之后，56岁的达威拉是第一个赶到现场展开救援的纽约紧急医疗服务队警官。在现场他成立了抢救指挥中心，并指导救护车将受伤者送到布鲁克林和曼哈顿的医院。由于达威拉在"9·11"救援行动中的杰出贡献，2003年，纽约市长布隆博格专门向他颁发了一枚"世贸中心奖章"，他也一夜之间成为家喻户晓的"9·11"第一英雄警官。然而，由于在"9·11"事件中受到严重刺激，昔日"第一英雄警官"达威拉如今竟沦为一名疯子——他患上了严重的抑郁症并产生幻觉，一度甚至企图自杀。

达威拉称，事实上早在"9·11"之前，他就已经参加过多次纽约重大灾难事故的营救工作。如1990年纽约布朗克斯区"快乐之地社交俱乐部"发生的造成87人死亡的特大火灾，也是达威拉和他的同伴第一个冲到火场救人。他回忆说："在火灾现场，我负责尸体清点工作。现场的尸体堆成了小山，我永远也无法忘记，许多人死的时候仍手牵着手。"

然而这些情景远远没有他在"9·11"那天见到的可怕。他说："我曾看过许多惨状。但从来没有过人们纷纷从高楼跳下，在我周围摔成肉酱的情景。我还看到一个小伙子躺在地上，他的胸口上破了一个足足有拳头那么大的洞。"

"9·11"给达威拉造成了重大精神创伤。随着时间的推移，他的心理问题越来越严重。2005年9月，当新奥尔良地区发生卡特里娜飓风灾难之后，达威拉终于彻底崩溃了。达威拉称，新奥尔良灾区的悲惨画面，又唤起了他对"9·11"的恐怖回忆。他说："我再也不想看到其他人死去的情景了。只要我一闭上眼睛，就会看到那些'9·11'死者的鬼魂在我眼前晃动哭泣。"

达威拉从此陷入颓废中。过去19年来一直滴酒不沾的达威拉竟然染上酗酒恶习。后来，他干脆连班也不上了，整天旷工呆在家中，抱着酒瓶喝得烂醉如泥，而这令他的健康状况更加糟糕。他说："我甚至曾企图自杀。有一次我将一个小丙烷罐用胶带绑在我的左胳膊上，打算把自己炸成碎片，幸亏朋友发现及时。我简直就像是被'9·11'死者的幽灵附体一般。"

就这样，昔日的"9·11"英雄达威拉不得不被迫接受精神病治疗。达威拉先是找纽约消防局的心理咨询部门求助，后者给他开了一些抗抑郁药物。但达威拉的病情却没有任何起色。今年5月，达威拉被送到圣文森特医疗中心的精神病院。在那里，他终日服用大量药物，而且医生对达威拉进行强制戒酒，令他勉强维持神志正常。据一份医疗报告显示，纽约消防局的医生对他的诊断是"永久性地无法胜任工作"，他"紧张而且心不在焉，并有幻听幻视等症状"。

一个原本健康的人就这样被精神刺激毁掉了。如果将人的大脑记忆比作储存数据的电脑硬盘，记忆伤痕或许就是对硬盘的划伤，或者比喻为置入计算机的病毒，轻则思维运行不稳定、速度变慢或频繁出错，重则系统启动不了或陷入崩溃。从这点上看，心理学就像是建立在物理学基础上的科学，直观而精确，不论是对精神脆弱心理敏感的孩子，还是对意志顽强久经考验的成年人，心理学都以同样的规律运行。

对于被损坏的大脑我们不可能如硬盘一样扔掉，唯一的选择就是"修理"。而对于坏掉的大脑，我们该如何修理呢？

其实在人类大脑中有着天然的"系统修复工具"，我们有一颗"思维心脏"，正确的心理治疗正是借其天然动力，推动思维系统的"自检"，逐步完成大脑记忆的"磁盘碎片整理"，修复所有"记忆硬盘的划痕"，清除尽有害潜意识的"病毒"，最终让我们的思维系统恢复正常。

从另一个角度来说，记忆的时间轨迹就像一列走廊，在每一个时间标签后都有一个盛放痛苦情绪和不适体验的抽屉，在自由联想法的引导下，"自我"将在这列记忆走廊里往返，找到时间标签后盛放刺激情绪和不适体验的抽屉，从而将其释放，取回打开心结的钥匙。

再回到哈奇的案例上来。在没有发生车祸之前，哈奇的心理是健康的，时间轨迹平滑，记忆运转正常。突发的车祸事件，给他的精神带来重创，在"记忆硬盘"上留下一个"很深的划痕"，想起来就极难过，使他不敢面对不能"触碰"，成为思维运行的阻碍。对于哈奇的心理治疗，掌握好宣泄回忆的技巧，将最大程度减轻他的痛苦，通过多次回溯和宣泄，痛苦被释放和消化，伤口被清理修复，彻底削弱记忆的刺激性，哈奇的状态将得到根本改善，他最终将找回曾经的健康的自己。

姐姐的寄语

时常想起 20 多年前的几个场景：当登上山顶，向远处望去，山峦起伏，绿意葱葱，让人心旷神怡；当走进学校，看到孩子们天真的笑脸，求知的目光，感到当一名教师是多么充实，多么伟大；而当回到家里，看到畏缩在角落里的弟弟，满脸愁容的妈妈，我的心里便压抑得透不过气来。

可以说这是我 20 多年前生活的真实写照。

开始以为弟弟没什么病，不愿意上学，在家呆一段时间就好了，可是后来毛病越来越多，去医院也解决不了问题，我开始到阅览室、图书馆查找资料，了解这种病是怎么回事。

记得在一本杂志上看到一篇报道：日本的一名中学生，怕光，把自己关在黑屋里不敢出来，一次家人带他去北海道，一下飞机，眼前白茫茫的、银光闪闪的雪地，把他惊得一身冷汗，从此他怕光的毛病好了，后来有幸接触了宣泄心理疗法，认识到敞开心扉，不回避问题，才是解决问题的办法。

于是我尝试给弟弟做心理治疗，在一个安静的环境中，搜索着、触碰着记忆的点点滴滴，一遍遍地重复、一遍遍地整理、一遍遍地暗示，在不断的尝试、探索中终于看到了希望，弟弟的毛病越来越少了，最后终于走出了家门，融入了社会。

记得以前有一次我问爸爸，找算命的先生给弟弟看病，不知道有没有用？爸爸说："那是没有办法的办法。"当时的处境真是穷途末路、山穷水尽，现在回想起来，那么多年真是不容易，又是什么使我们柳暗花明的呢？是弟弟顽强的求生欲望，执着的拼搏精神；是家人的精心照顾、精心呵护；是图书资料让我们了解了外面的世界，受到了启发，开阔了视野，找到了方法；是敢于探索不畏困难的勇气……

得知我弟弟于洛生写的书即将出版，心里特别高兴，喜悦激动之情无以言表。我想这本书不仅仅是写怎样与病魔战斗的故事，更主要的是想告诉人们有这样一种方法，可以治疗心理疾病。但愿有心理问题的朋友能受到启发，能早日康复。最后祝愿所有朋友、读者身体健康，幸福快乐！

姐姐：于霜秋

2014 年 3 月 6 日